中华董氏奇穴
临床整理

房雪　主编

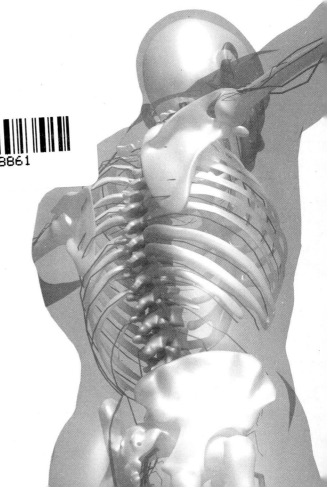

U0338861

YNK 云南科技出版社
·昆明·

图书在版编目（CIP）数据

中华董氏奇穴临床整理 / 房雪主编 . -- 昆明：云南科技出版社，2024.7. -- ISBN 978-7-5587-5677-1

Ⅰ . R245

中国国家版本馆 CIP 数据核字第 2024Y4P164 号

中华董氏奇穴临床整理
ZHONGHUA DONGSHI QIXUE LINCHUANG ZHENGLI
房　雪 主编

出 版 人：温　翔
策划编辑：郁海彤
责任编辑：赵敏杰
封面设计：郭艳鹏
责任校对：孙玮贤
责任印制：蒋丽芬

书　　号：ISBN 978-7-5587-5677-1
印　　刷：德富泰（唐山）印务有限公司
开　　本：710mm×1000mm　1/16
印　　张：14
字　　数：200千字
版　　次：2024年7月第1版
印　　次：2024年7月第1次印刷
定　　价：59.00元

出版发行：云南科技出版社
地　　址：昆明市环城西路609号
电　　话：0871-64192481

简介

董景昌（1916—1975）为"董氏奇穴"的创始者，原籍山东，后迁移至台湾，是著名的针灸师。其先祖在山东即以针灸医术行医济世，董氏继承先祖医术，自成一套独特的经络腧穴理论，在放血治疗方面尤其擅长。此针法异于传统，取穴尤见奇验，其传授的穴位并不在传统十四经穴所记载的范围内，但有疗效，因此被称为"董氏奇穴"。董氏奇穴分布于全身，分为十二个部位：手指部位称一一部位，手掌部位称二二部位，小臂部位称三三部位，大臂部位称四四部位，足趾部位称五五部位，足掌部位称六六部位，小腿部位称七七部位，大腿部位称八八部位，耳朵部位称九九部位，头面部位称十十部位。除以上十个部位外，尚有前胸部位及后背部位。董公自序云："先祖所传针术，异于十四经脉络，所设穴道部位亦与三百六十五穴者大不相同。""我董氏家传针灸之术，所施穴道部位，独成一家，与诸家迥异。"但他并不排斥传统针灸理论与技术，经常鼓励弟子学习传统十四经穴针灸手法，临床时也常以十四经穴配董氏奇穴而发挥疗效。主要著作有《董氏针灸正经奇穴学》。

目 录

第一篇　经穴学

第一章　一一部位（手指部）

第二章　二二部位（手掌部）

第三章　三三部位（小臂部）

第四章　四四部位（大臂部）

第五章　五五部位（脚趾部）

第六章　六六部位（足掌部）

第七章　七七部位（小腿部）

第八章　八八部位（大腿部）

第九章　九九部位（耳朵部）

第十章　十十部位（头面部）

第十一章　后背部位

第十二章　前胸部位

第二篇 治疗学

第一章 头面颈项

第二章 四肢躯干

第三章 脏腑疾病

第四章 其他疾病

注：书中的"寸""分"均为中医穴位中的"同身寸"概念。中指同身寸，是以患者的中指中节屈曲时手指内侧两端横纹头之间的距离看作1寸，可用于四肢部取穴的直寸和背部取穴的横寸。拇指同身寸是以患者拇指指关节的宽度作为1寸，主要适用于四肢部的直寸取穴。横指同身寸也叫"一夫法"，是让患者将食指、中指、无名指和小指者四指并拢，以中指中节横纹处为准，四指横量作为3寸，食指与中指并拢为1.5寸。

第一篇 经穴学

第一章 一一部位（手指部）

"一一部位"即指手指部位，不论是阴掌（掌心）还是阳掌（掌背）皆属之。《董氏针灸正经奇穴学》原载有27个穴道，这其中有些穴道，又由好几个穴位组成，因此总计有52个穴点之多。这些穴道与大陆所传的"廿八手针点"的位置与功效均是不相同的，董氏能在手指上研究发现这些穴道确实不容易。

这些穴道均有其独特的疗效，唯仅在手指部位的即有半百穴道（加上董氏常用、原书未载、后人加以补充者，当属更多），着实令一般人以及初学者不容易寻找到正确穴位。其实手指部位的穴道，分布是有规律的，以下就几点找穴方法加以说明，以便寻找及应用。

1. 阴掌五线： 阴掌指三阴所经之掌心而言，靠大指侧称为"外侧"，靠小指侧称为"内侧"，以下阴掌都如此称之。试以中央线为C线，外侧（近大指侧）黑白肉际处为A线，A与C之中

央线处为 B 线, 内侧（近小指侧）黑白肉际处为 E 线，E 与 C

中央线处为 D 线, 了解此五线的分布位置, 对于寻找阴掌手指部

位的穴位, 是甚为重要的。(图 1-1)

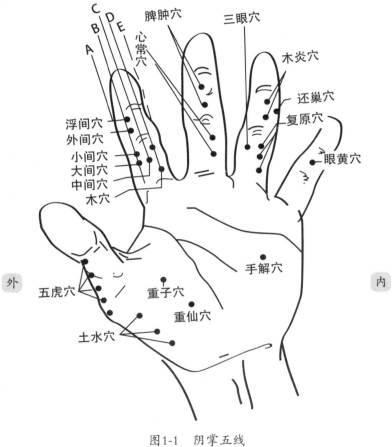

图1-1　阴掌五线

2. 阳掌三线： 手指阳掌部位之奇穴的分布较阴掌的简单,

仅呈三线分列, 即外侧（近小指之骨侧, 简称小侧）、内侧（近大

指之掌侧, 简称大侧）及中央, 内外两侧均贴靠着骨缘下针, 中

央则刺以皮下针。（图 1-2）

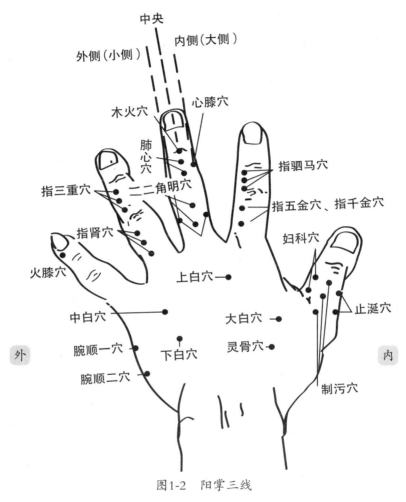

图1-2　阳掌三线

3. 四面分点： 依穴道之位置，不论是阴掌还是阳掌，其分布不外乎下列四项。

一穴（二分点法）：在两指纹间若仅有 1 穴者，概以中点（即二分之一处）取穴，如中间穴。

二穴（三分点法）：在两指纹间若有 2 穴者，则以两指纹间距离之三分之一处各取 1 穴，如木穴。

三穴（四分点法）：在两指纹间若有 3 穴者，则先就两指纹之中点处取穴，再以此中点穴距两边之中点处各取 1 穴（整体而言即是两指纹间之四分之一处各取 1 穴）。

五穴（六分点法）：连续 5 穴之穴位不多，仅有"五虎穴"，然"五虎穴"的应用之机会则甚多。取穴法极为重要，取穴之时先取两指纹之中点处为五虎三穴，次就五虎三穴距上下纹各三分之一处取 1 穴，计 5 穴（整体而言，即于其两纹间划分为 6 等分，每隔六分之一处各取 1 穴）。

以上为手指部位之寻穴规律，也是寻找"一一部位"穴道的主要原则，若能熟记上项原则，那么寻找手指部位的穴道，非但不会感到困难，而且是极为容易找到的。

大间穴

部位： 在食指的第 1 节正中央偏向大指外开 3 分位置处。

解剖： 桡骨神经之皮下支，心脏及六腑分支神经（此为董氏奇穴原述之解剖，以下为从肌肉、血管、神经方面解释的现代解剖，可作为参考）。

（肌肉）有屈指深及浅肌腱。

（血管）在食指的桡侧指掌关节的前方，有来自桡动脉的指背及掌侧的动脉与静脉。

（神经）布有桡神经的指背侧固有之神经、桡神经的指掌侧固有之神经。

主治：膝盖疼痛、心脏病类、疝气、疳积（尤其有效）、小腹胀气、睾丸坠痛、眼角疼痛、三叉神经疼痛等病症。

取穴：平卧，手心向上，取食指第 1 节中央左偏向大指 3 分位置处取穴。

指法：指按、指压或用硬物点按刺激 7 至 15 分钟。

针刺：5 分针，入针 1 至 2 分深治心脏病变类，入针 2 至 3 分深治小肠疾病类、疝气以及膝疼痛，左病取右、右病取左，亦可三棱针扎出血。

说明及发挥：大间与小间两个穴位都位于阴掌食指之第 1 节 B 线上，取穴采三分点法，即以两指纹距离之 1 分、3 分位置处各取一穴，在上者（靠指尖者）为小间，在下者（靠掌者）为大间（原注切记：不宜双手同时取穴）。

小间穴

部位：在食指之第 1 节外（左）上方，距离大间穴高 2 分位置处。

解剖：桡骨神经之皮下支，肺分支神经，心脏及六腑分支神经。

（肌肉）有屈指深、浅肌腱。

（血管）在食指的桡侧指掌关节的前方，有来自桡动脉的指背及掌侧动脉与静脉。

（神经）布有桡神经的指背侧固有之神经、桡神经的指掌侧固有之神经。

主治： 支气管炎、扁桃腺炎、吐黄痰、胸部发闷、心跳、膝盖疼痛、小肠胀气、疝气、眼角疼痛、肠炎等病症。

取穴： 平卧，手心向上，取食指的第 1 节外上方，距离大间穴上 2 分位置处取穴。

指法： 指按、指压或用硬物点按刺激 7 至 15 分钟。

针刺： 5 分针，入针 1 至 2 分深治心肺之病变，入针 2 至 2.5 分深治小肠胀气、疝气、膝盖疼痛。

说明及发挥： 据经验，小间穴与大间穴为治疗疝气的特效穴。治疗急、慢性肠炎也有特效（原注切记：不宜双手同时取穴）。

浮间穴

部位： 在食指的第 2 节之中央外开 2 分位置处。

解剖： 桡骨神经之皮下支，心脏及六腑分支神经。

（肌肉）有屈指深、浅肌腱。

（血管）即在食指的桡侧指掌关节的前方，有来自桡动脉的指背以及掌侧动脉与静脉。

（神经）布有桡神经的指背侧固有神经、桡神经的指掌侧固有之神经。

主治： 疝气、尿道炎、膀胱炎、小肠胀气、牙痛、胃痛等病症。

取穴： 在食指的第 2 节正中央线外开 2 分位置，距离第 3 节横纹 3 分 3 位置处取穴。

指法： 指按、指压或用硬物点按刺激 7 至 15 分钟。

针刺： 5 分针，入针 2 至 2.5 分深。

说明及发挥： 浮间穴与外间穴合用，治疗尿道炎、膀胱炎效果佳（原注切记：禁忌双手同时取穴）。

外间穴

部位： 在食指的第 2 节正中线外开 2 分位置处，距离第 3 节横纹 6 分 6 位置处。

解剖： 桡骨神经之皮下支，心脏及六腑分支神经。

（肌肉）有屈指深、浅肌腱。

（血管）在食指桡侧指掌关节的前方，有来自桡动脉的指背以及掌侧动脉与静脉。

（神经）布有桡神经的指侧固有之神经、桡神经的指掌侧固有之神经。

主治： 疝气、尿道炎、膀胱炎、小肠胀气、牙痛、胃痛等病症。

取穴： 在食指的第 2 节正中央线外开 2 分位置处，距离第 3

节横纹的 6 分 6 位置处取穴。

指法： 指按、指压或用硬物点按刺激 7 至 15 分钟。

针刺： 5 分针，入针 2 至 2.5 分深。

说明及发挥： 浮间与外间两个穴位均在阴掌（掌心）食指的第 2 节之 B 线上，取穴时采用 3 分点法，下穴即为外间穴，上穴即为浮间穴。不宜双手同时取穴。单手取穴，以男左女右为准则。

中间穴

部位： 在食指的第 1 节正中央位置处。

解剖： 桡骨神经之皮下支，肺分支神经，心脏及六腑神经。

（肌肉）有屈指深、浅肌腱。

（血管）在食指的桡侧指掌关节的前方，有来自桡动脉的指背以及掌侧动脉与静脉。

（神经）布有桡神经的指背侧固有之神经、桡神经的指掌侧固有之神经。

主治： 心悸、胸部发闷、膝盖疼痛、头晕、眼昏、眼睛酸痛、疝气等病症。

取穴： 在食指的第 1 节正中央位置处取穴。

指法： 指按、指压或用硬物点按刺激 7 至 15 分钟。

针刺： 5 分针，入针 1 至 2 分深治心悸、胸闷、头晕、眼疾病，入针 2.5 分深治疝气以及膝疼痛。

说明及发挥：大间穴、小间穴、外间穴、浮间穴、中间穴均禁忌双手同时取穴。一般而言，单手取穴，以男左女右为准则。

上述诸穴为治疝气之特效穴。治疝气成方，外间穴、大间穴、小间穴、中间穴同时用针，可为主治疝气之特效针。若能配合三棱针在内踝以及内踝周围点刺放血，效果则更佳。

依据董氏针法之"手躯顺对法"，董氏以 5 个"间"穴治疗疝气，是具有一定道理的。此五"间"穴均在食指上，亦与大肠经有关，依据"肝与大肠通"的理论，治疗疝气当然是有效的。

董氏极为注重心与膝之关系，凡能治疗心脏病变之穴位，亦常用于治疗膝部疼痛。

木穴

部位：在掌面食指的内侧位置处，计有 2 穴点。

解剖：正中神经，指掌侧固有神经，肝神经。

（血管）即在指掌侧固有的动脉与静脉形成的血管网。

（神经）正中神经之分支指掌侧固有之神经。

（肌肉）屈指浅肌以及屈指深肌肌腱、蚓状肌与骨间肌。

主治：胃痛、肝火旺盛、脾气躁、皮肤瘙痒等病症。

取穴：在掌面食指的内侧，距离中央线 2 分处直线上，上穴距离第 2 节横纹 3 分 3 位置处，下穴距离第 2 节横纹 6 分 6 位置处，共计有 2 穴位。

指法：指按、指压或用硬物点按刺激 7 至 15 分钟。

针刺：5 分针，入针 2 至 3 分深。

说明及发挥：木穴位于阴掌食指第 1 节 D 线位置上，取穴时采用 3 分点法，临床中多半任取 1 至 2 穴。一般而言，以下穴为准。

本穴为掌面常用穴道之一，对于眼睛发干、眼易流泪、手汗、感冒、手皮发硬等症都有疗效。本穴治疗对于外感风邪所致的皮肤瘙痒亦有显著的疗效。

本穴治疗手掌皴裂、手皮肤病尤具有特效。治疗手掌皴裂、手皮肤病，以患侧为主；治疗其他各病，则以对侧为主。

本穴治疗鼻涕多，不论是清涕还是浓涕都有效果，特别是对于感冒流涕，可顷刻而止。

本穴具有清利头目、开窍疏肝的作用，位在食指上，亦系透过"肝与大肠通"的关系可以治疗多种疾病症。其治疗鼻病，一系经络的作用，一则与疏肝亦有关。

脾肿穴

部位：在掌面中指的第 2 节中央线位置上。

解剖：正中神经，脾神经。

（血管）有指掌侧固有的动脉与静脉所形成的动脉与静脉网。

（神经）为正中神经之指掌侧固有之神经的分布处。

主治： 脾脏发炎、脾肿大、胸痛、胃肠胀气、脚趾酸麻肿胀疼痛等病症。

取穴： 在掌面中指的第 2 节中央线位置上，距离第 3 节横纹 3 分 3 位置处是 1 穴，6 分 6 位置处是 1 穴，共计有 2 穴位。

指法： 指按、指压或用硬物点按刺激 7 至 15 分钟。

针刺： 5 分针，入针 1 至 2 分深。

说明及发挥： 脾肿穴位于阴掌中指第 2 节 C 线位置上，计有 2 穴，取穴时采用 3 分点法。

本穴治疗脾肿大虽然有效，但不如上三黄、三重、木斗、木留等穴治疗的效果佳。

本穴位于手厥阴心包经上，据脏腑别通的理论脾通小肠，正经理论心与小肠相表里，当然本穴对于肠系疾病在临床中亦有很好的疗效。

心常穴

部位： 在掌面中指的第 1 节的中线内侧 2 分位置处。

解剖： 正中神经，心脏神经，指掌侧固有神经。

（血管）有指掌侧固有的动脉与静脉所形成的动脉与静脉网。

（神经）为正中神经之指掌侧固有之神经的分布处。

主治： 心肌梗死、心悸、风湿性心脏病、肺结核、肺癌等病症。

取穴： 在掌面中指的第 1 节之中线向小指侧外开 2 分位置

处,距离第2节横纹3分3位置处是1穴,6分6位置处是1穴,共计有2穴位。

指法: 指按、指压或用硬物点按刺激7至15分钟。

针刺: 5分针,入针1至2分深。

说明及发挥: 心常穴位于阴掌中指第1节D线位置上,计有2穴,取穴时采用3分点法。本穴顾名思义,有治疗心悸以及心律不齐之功效。

对于治疗心脏扩大可在背部心脏附近的穴位,如三金等穴点刺出血后再针刺此穴,亦有良效。本穴配以灵骨穴、大白穴治疗肺癌、肺气肿有特效。

三眼穴

部位: 在掌面无名指的外侧位置处。

解剖: 正中神经、指掌侧固有神经。

(血管)指掌侧固有的动脉与静脉形成的血管网。

(神经)正中神经之分支的指掌侧固有之神经。

(肌肉)屈指浅肌及屈指深肌肌腱、蚓状肌与骨间肌。

主治: 功同于足三里穴。

取穴: 在掌面无名指的中央线之外侧2分位置处,距离第2节横纹2分位置处取穴。

指法: 指按、指压或用硬物点按刺激7至15分钟。

针刺：5 分针，入针 2 至 3 分深。

说明及发挥：三眼穴位于阴掌无名指 B 线位置上，此穴仅有 1 穴，但取穴时不采用 2 分点法，该穴位于无名指的第 1 节 B 线上三分之一位置处。

复原穴

部位：在掌面无名指的中线内侧 2 分位置处。

解剖：尺神经，肝神经，指掌侧固有神经。

（血管）有指掌侧固有的动脉与静脉所形成的血管网。

（神经）尺神经之分支指掌侧固有之神经。

（肌肉）屈指浅肌及屈指深肌与蚓状肌、骨间肌之肌腱。

主治：骨头胀大、筋肿痛、骨膜炎、脊椎骨癌、坐骨神经疼痛等病症。

取穴：在掌面无名指的中央线内侧 2 分直线的中点位置处是 1 穴，其上 3 分位置处是 1 穴，其下 3 分位置处是 1 穴，共计有 3 穴位。

指法：指按、指压或用硬物点按刺激 7 至 15 分钟。

针刺：5 分针，入针 2 至 3 分深。

说明及发挥：复原穴位于阴掌无名指的第 1 节 D 线位置上，计有 3 穴位，取穴时采用 4 分点法。

木炎穴

部位： 在掌面无名指的第2节中央内侧2分位置处。

解剖： 尺神经，肝神经，指掌侧固有神经。

（血管）有指掌侧固有的动脉与静脉所形成的血管网。

（神经）尺神经之分支指掌侧固有之神经。

（肌肉）屈指浅肌及屈指深肌与蚓状肌、骨间肌之肌腱。

主治： 肝炎、肝硬化、两胁疼痛、气喘等病症。

取穴： 在掌面无名指的第2节中央线内侧2分位置处，距离第3节横纹3分3位置处是1穴，6分6位置处是1穴，共计有2穴位。

指法： 指按、指压或用硬物点按刺激7至15分钟。

针刺： 5分针，入针2至3分深。

说明及发挥： 木炎穴位于阴掌无名指的第2节D线位置上，计有2穴位，取穴时采用3分点法。

本穴名为木炎，顾名思义，即能治疗肝火旺盛疾病，如口苦、易怒、烦躁等病症。

还巢穴

部位： 在无名指的中节内侧（靠近小指侧）之正中央位置处。

解剖： 肝副神经，肾副神经。

（血管）在无名指尺侧，有指掌侧固有之动脉形成的动脉网。

（神经）布有来自尺神经的指掌侧固有之神经。

主治： 子宫肌瘤、子宫痛、月经不调、赤白带下、盆腔炎、输卵管不通、小便频数、子宫不正、阴门发肿等病症。

取穴： 在无名指的内侧正中央点位置处取穴。

指法： 指按、指压或用硬物点按刺激 7 至 15 分钟。

针刺： 5 分针，入针 2 至 3 分深。

说明及发挥： 还巢穴位于阴掌无名指的第 2 节 E 线位置上，仅有 1 穴位，取穴时采用 2 分点法，在无名指的第 2 节靠近小指之侧赤白肉际中点位置处。

本穴配以妇科穴，则左右交替（即针左妇科配以右还巢，针右妇科则配以左还巢，治不孕症有极佳的疗效）。

本穴位于无名指，与三焦经有关，通过调理三焦、疏肝胆的作用，亦治疗妇科病症有甚效（原注切记：禁忌双手同时取穴）。

眼黄穴

部位： 在掌面小指的第 2 节中央位置处。

解剖： 尺神经，胆神经。

（血管）在无名指的尺侧，有指掌侧固有动脉形成的动脉网。

（神经）布有来自尺神经的指掌侧固有之神经。

主治： 眼发黄等病症。

取穴： 当掌面小指第 2 节的中央点取穴。

指法： 指按、指压或用硬物点按刺激 7 至 15 分钟。

针刺： 5 分针，入针 1 至 2 分深。

说明及发挥： 眼黄穴位于阴掌小指的第 2 节 C 线中央位置处。本穴主治眼睛发黄。眼发黄多系脾湿或为黄疸、或为便溏，皆易见眼黄之症。

火膝穴

部位： 在小指甲外侧角后 2 分位置处。

解剖： 尺神经，心脏神经。

（血管）在小指尺侧爪甲根切迹，有指掌侧以背侧固有之动脉和指背动脉形成的动脉网。

（神经）布有来自尺神经的指掌侧固有之神经，以及指背侧固有之神经。

主治： 膝盖疼痛、膝扭伤、关节炎、风湿性心脏病等病症。

取穴： 在小指甲的外侧角后 2 分位置处取穴。

指法： 指按、指压或用硬物点按刺激 7 至 15 分钟。

针刺： 5 分针，入针 1 至 2 分深。

说明及发挥： 火膝穴位于小肠经上，即在少泽穴后 1 分位置处。本穴在小肠井穴之附近，亦具有开窍的作用，心与小肠相表里, 奇经之督脉与小肠亦相关, 因此本穴治疗神志病症的作用极好（治疗生气所致之疼痛亦有效）。本穴董氏用于治疗痰迷心窍之精神病有效（生气所致）。

本穴治疗肩臂不举、手太阳经疼痛者有殊效。本穴治疗变形性膝关节炎亦极有效果。

指肾穴

部位： 在无名指的指背第 1 节外侧位置处。

解剖： 尺神经, 肝副神经, 肾副神经。

（血管）在无名指尺侧, 平爪甲根切迹, 有指掌侧及背侧固有之动脉形成的动脉网。

（神经）布有来自桡神经以及尺神经的指背侧固有之神经。

主治： 口干、肾亏、心脏衰弱、背痛、胸痛、心脏性气喘等病症。

取穴： 在无名指的第 1 节中央线外开 2 分中点位置处是 1 穴, 其上 3 分位置处是 1 穴, 其下 3 分位置处是 1 穴, 共计有 3 穴位。

指法： 指按、指压或用硬物点按刺激 7 至 15 分钟。

针刺： 5 分针, 入针 1 至 2 分深。

说明及发挥： 指肾穴位于阳掌无名指的第 1 节小侧, 计有 3 穴位, 取穴时采用 4 分点法。本穴董氏常用来治疗背阔肌（膏肓穴之附近）疼痛。治疗背痛宜三针同时下。

本穴与大腿部位之通肾穴皆相同, 唯效果略小些。

指三重穴

部位: 在无名指的中节之外侧位置处。

解剖: 尺神经, 肝副神经, 肾副神经。

(血管) 在无名指尺侧, 平爪甲根切迹, 有指掌侧以及背侧固有之动脉形成的动脉网。

(神经) 布有来自桡神经以及尺神经的指背侧固有之神经。

主治: 面瘫、中风、面神经麻痹、乳头肿大、肌肉萎缩等病症。

取穴: 在无名指的中节中央线外开 2 分之中点位置处是 1 穴, 其上 3 分位置处是 1 穴, 其下 3 分位置处是 1 穴, 共计有 3 穴位。

指法: 指按、指压或用硬物点按刺激 7 至 15 分钟。

针刺: 5 分针, 入针 1 至 2 分深。

说明及发挥: 指三重穴位于阳掌无名指的第 2 节小指侧位置处, 计有 3 穴位, 取穴时采用 4 分点法。本穴功同小腿部位之三重穴, 其效果稍逊。

本穴治疗偏头痛有显著的效果。

胆穴

部位： 在中指的第 1 节两侧中点位置处。

解剖： 桡尺神经皮下支，胆神经。

（血管）指掌侧及背侧固有之动脉形成的血管网。

（神经）桡神经与正中神经之分支指背侧固有之神经。

（肌肉）蚓状肌与骨间肌。

主治： 心惊、小儿夜哭、怔忡等病症。

取穴： 在中指的第 1 节两侧之中点位置，共计有 2 穴位。

指法： 指按、指压或用硬物点按刺激 7 至 15 分钟。

针刺： 5 分针，入针 1 至 2 分深。

说明及发挥： 胆穴位于阳掌中指的第 1 节大侧与小侧中点位置处各 1 穴，取穴时仍采用 2 分点法。本穴位于中指心经上，透过心与胆通，尚能治疗胆虚之小儿夜哭以及心惊。

本穴除治疗小儿夜哭、心惊外，用毫针治疗膝疼痛亦极有特效。

二角明穴

部位： 在中指背的第 1 节中央线位置上。

解剖： 桡尺交叉神经，肾神经。

（血管）指掌侧以及背侧固有之动脉形成的血管网。

（肌肉）伸指总肌。

（神经）桡神经与正中神经之背侧固有之神经。

主治： 眉棱骨疼痛、鼻骨疼痛、闪腰岔气、肾痛等病症。

取穴： 在中指背的第 1 节中央线位置处，距离第 2 节横纹 3 分 3 位置处是 1 穴，6 分 6 位置处是 1 穴，共计有 2 穴位。

指法： 指按、指压或用硬物点按刺激 7 至 15 分钟。

针刺： 5 分针，入皮下针向外（小指方向）横刺 2 分深。

说明及发挥： 二角明穴位于阳掌中指的第 1 节中央线上，计有 2 穴位，取穴时采用 3 分点法。

本穴治疗腰痛以及闪腰岔气、眉棱骨疼痛、鼻骨疼痛（含前额痛）效果显著，针刺时向外沿皮刺。

心膝穴

部位： 在中指背的第 2 节中央两侧位置处。

解剖： 正中神经，心脏分支神经。

（血管）指掌侧以及背侧固有之动脉形成的血管网。

（神经）桡神经与正中神经之分支指背侧固有之神经。

（肌肉）蚓状肌与骨间肌。

主治： 膝盖疼痛、小腿胀痛以及酸痛、肩胛痛、颈项疼痛等病症。

取穴： 在中指背的第 2 节两侧之中央点位置处，共计有 2

穴位。

指法: 指按、指压或用硬物点按刺激 7 至 15 分钟。

针刺: 5 分针, 入针 1 至 2 分深。

说明及发挥: 心膝穴位于阳掌中指的第 2 节大侧与小侧之中央位置处各 1 穴, 取穴时采用 2 分点法。

本穴位于中指上, 治疗脊柱疼痛亦有效, 治疗膝无力以及变形性膝关节炎疗效极佳。

董氏常以与心相关的穴位治疗膝痛, 本穴为董氏最常用治膝痛之穴。此外, 火膝穴、膝灵穴也可治疗膝关节炎。

肺心穴

部位: 在中指背的第 2 节中央线位置上。

解剖: 正中神经, 心脏及肺分支神经。

(血管) 指掌侧以及背侧固有之动脉形成的血管网。

(肌肉) 伸指总肌。

(神经) 桡神经与正中神经之背侧固有神经。

主治: 脊椎骨疼痛、脖颈痛、小腿胀痛、腓肠肌痉挛等病症。

取穴: 在中指背的第 2 节中央线位置处, 距离上、下横纹 3 分 3 位置处各 1 穴, 共计有 2 穴位。

指法: 指按、指压或用硬物点按刺激 7 至 15 分钟。

针刺: 5 分针, 入皮下针向外（小指方向）横刺 2 分深。

说明及发挥：肺心穴位于中指背的第 2 节中央线位置上，计有 2 穴位，取穴时采用 3 分点法。

本穴治疗脊椎疼痛，尤其是治疗腰椎以及尾椎疼痛，其疗效颇佳。

木火穴

部位：在中指背的第 3 节横纹中央位置处。

解剖：正中神经，心脏及肝分支神经。

（血管）指掌侧以及背侧固有之动脉形成的血管网。

（肌肉）伸指总肌。

（神经）桡神经与正中神经之背侧固有神经。

主治：腿痛、半身不遂、中风后遗症等病症。

取穴：在中指背的第 3 节横纹中央点位置处取穴。

指法：指按、指压或用硬物点按刺激 7 至 15 分钟。

针刺：5 分针，入皮下针向外（小指方向）横刺。

说明及发挥：木火穴接近中冲穴，有强心活血的作用，治疗中风后遗症，对其他各针有加强作用。单用治疗中风后下肢无力其颇有效，尚能治疗膝内侧痛以及小腿肚酸痛。

第一次限制不超过用 5 分钟，连续 5 日后限用 3 分钟，又连续 5 日后限用 1 分钟。时间及次数均不可多用。

指五金、指千金穴

部位：在食指背的第 1 节中央外开 2 分直线位置上。

解剖：桡神经，肺分支神经。

（血管）指掌侧以及背侧固有之动脉形成的血管网。

（神经）桡神经与正中神经之分支指背侧固有之神经。

（肌肉）蚓状肌与骨间肌。

主治：急慢性肠炎、下腹痛、肺虚畏冷等病症。

取穴：在食指背的第 1 节中央线外开 2 分直线位置上，距离第 2 节横纹 3 分 3 位置处为指五金穴，6 分 6 位置处则为指千金穴。

指法：指按、指压或用硬物点按刺激 7 至 15 分钟。

针刺：5 分针，贴骨旁下针，入针 2 至 3 分深。

说明及发挥：指五金穴与指千金穴位于食指背的第 1 节小侧位置处，共计有 2 穴位，取穴时采用 3 分点法，上穴为指五金穴，下穴则为指千金穴。

凡名五金、千金者，都能治疗肠部、腹部、喉部疾病，唯有手足之五金、千金效果皆大于指之五金、千金穴。

指驷马穴

部位：在食指背的第 2 节外侧位置处，中央线外开 2 分直线位置上。

解剖： 桡神经，正中神经，肺分支神经。

（血管）指掌侧以及背侧固有之动脉形成的血管网。

（神经）桡神经与正中神经之分支指背侧固有神经。

（肌肉）蚓状肌与骨间肌。

主治： 肋膜炎、皮肤病、脸面黑斑、皮肤病、鼻炎、耳鸣、耳炎等病症。

取穴： 在食指背的第 2 节中线外开 2 分之中点位置处是 1 穴，其上 3 分位置处是 1 穴，其下 3 分位置处是 1 穴，共计有 3 穴位。

指法： 指按、指压或用硬物点按刺激 7 至 15 分钟。

针刺： 5 分针，贴骨旁下针，入针 2 至 3 分深。

说明及发挥： 指驷马穴位于食指背的第 2 节小侧位置处，计有 3 穴位，取穴时采用 4 分点法。本穴配以木穴治疗掌指之皮肤病极有特效。本穴治疗肩部疼痛效果甚佳。本穴亦有退乳回奶之功效。

妇科穴

部位： 在大指的第 1 节外侧位置处。

解剖： 桡神经，正中神经，子宫神经。

（血管）指掌侧以及背侧固有之动脉形成的血管网。

（神经）桡神经与正中神经之分支指背侧固有神经。

（肌肉）蚓状肌与骨间肌。

主治：子宫炎、子宫痛（急、慢性均可）、子宫肌瘤、小腹胀、妇人久年不孕、月经不调、经痛、月经过多或过少等病症。

取穴：在大指背的第 1 节中央线外开 3 分位置处，距离前横纹三分之一位置处是 1 穴，距离横纹三分之二位置处是 1 穴，共计有 2 穴位。

指法：指按、指压或用硬物点按刺激 7 至 15 分钟。

针刺：5 分针，贴于骨旁下针，入针 2 至 3 分深，一次两针齐下，谓之倒马针（即两针或三针并列）。

说明及发挥：妇科穴位于大指背的第 1 节小侧位置处，计有 2 穴位，取穴时采用 3 分点法。本穴为妇科常用穴，其疗效显著。本穴能调理治疗子宫位置不正之屈倾。配以内庭穴，治疗痛经极其有效。配以还巢穴，治疗不孕症疗效亦极佳。

制污穴

部位：在大指背的第 1 节中央线位置上。

解剖：桡神经浅支。

（血管）指掌侧以及背侧固有之动脉形成的血管网。

（肌肉）伸指总肌。

（神经）桡神经与正中神经之背侧固有神经。

主治： 久年恶疮、恶性肿瘤手术后刀口流水不止、不收口以及不结痂等病症。

取穴： 在大指背的第一节中央线位置上取穴。

指法： 指按、指压或用硬物点按刺激 7 至 15 分钟。

针刺： 5 分针，以三棱针刺出黑血，立即见效。

说明及发挥： 制污穴位于大指背的中央线位置上，计有 3 穴位，取穴时采用 4 分点法。

本穴治疗一切疮疡、刀伤、烫伤或手术后伤口溃疡出水不止、久不收口，点刺出血，其极有效验。

止涎穴

部位： 在大指的第 1 节之桡侧位置处。

解剖： 桡神经，指掌侧固有神经。

（血管）指掌侧以及背侧固有之动脉形成的血管网。

（神经）桡神经与正中神经之分支指背侧固有神经。

（肌肉）蚓状肌与骨间肌。

主治： 小孩流口水、中风患者流涎、迎风流泪、角膜炎等病症。

取穴： 在大指背的第 1 节内侧位置处（中央线内开 2 分），距离前横纹三分之一位置处是 1 穴，又距离该横纹三分之二位置处是 1 穴，共计有 2 穴位。

指法： 指按、指压或用硬物点按刺激 7 至 15 分钟。

针刺： 5 分针，贴于骨旁下针，入针 1 至 2 分深。

说明及发挥： 止涎穴位于大指背第 1 节内侧，计有 2 穴位，取穴采 3 分点法。

本穴治小儿流口水有效，治大人则以水金或水通疗效更佳。盖小儿之流涎多热，大人之流涎多寒。

五虎穴

部位： 在大指掌面的第 1 节桡侧位置处。

解剖： 桡神经浅支，正中神经，指掌侧固有神经，脾神经。

（血管）指掌侧以及背侧固有之动脉形成的血管网。

（神经）桡神经与正中神经之分支指背侧固有神经。

（肌肉）蚓状肌与骨间肌。

主治： 治全身骨痛等病症。

取穴： 在大指掌面的第 1 节外侧位置处，每 2 分位置处是 1 穴，共计有 5 穴位。

指法： 指按、指压或用硬物点按刺激 7 至 15 分钟。

针刺： 5 分针，于大指桡侧赤白肉际下针，每穴可下针 2 至 4 分位置处，依治疗远近而定。

说明及发挥： 五虎穴位于阴掌大指的第 2 节 A 线位置上，计有 5 穴位，取穴时采用 6 分点法。自上而下，即自指尖向手掌顺数，依序为五虎一、五虎二、五虎三、五虎四、五虎五穴。五虎穴应用广泛，对于治疗脚跟痛、脚痛、手痛其效果显著。

五虎一穴治疗手指酸痛、腱鞘炎，五虎三穴治疗足趾酸痛，五虎四穴治疗脚踝、脚背酸痛，五虎五穴治疗脚跟酸痛，皆极有效。五虎二穴作为五虎一穴或五虎三穴之倒马针。五虎三穴尚可治疗头痛。

第二章　二二部位（手掌部）

重子穴

部位：在虎口下约1寸位置，即大指掌骨与食指掌骨之间位置处。

解剖：有桡骨神经之分布与桡骨动脉，肺分支神经。

（肌肉）对掌拇肌、屈拇短肌与肌腹之间，及外展拇指腹内。

（血管）指腹侧以及背侧动的静脉血管网。

（神经）正中神经以及桡神经的表浅支。正中神经的末梢支。

主治：背痛、肺炎（有特效）、肺气肿、胸痛、心悸、感冒、咳嗽、气喘（小孩最有效）等病症。

取穴：手心向上，在大指掌骨与食指掌骨之间位置处，虎口下约 1 寸位置处取穴。

指法：指按、指压或用硬物点按刺激 7 至 15 分钟。

针刺：1 寸 5 分针，入针 1 分深。

说明及发挥：重子穴为治疗背痛以及肩颈疼痛可谓特效针。本穴治疗小儿气喘疗效迅速，配以液门穴（一侧即可）治疗感冒。

重仙穴

部位：在大指骨与食指骨夹缝间离虎口 2 寸位置处，与手背灵骨穴正对相通。

解剖：有桡骨神经之分布及桡骨动脉，肺分支神经，心细分支神经。

（血管）指腹侧及背侧动脉、静脉形成的血管网。

（肌肉）对掌拇肌、屈拇短肌与肌腹之间，及外展拇指腹内。

（神经）正中以及桡神经的表浅支，正中神经的末梢支。

主治：背痛、肺炎、发烧、心跳、膝盖痛等病症。

取穴：在大指骨与食指骨之间，距离虎口 2 寸位置处取穴。

指法：指按、指压或用硬物点按刺激 7 至 15 分钟。

针刺：1 寸 5 分针，入针 1 寸深，一般针 1 针（重子）即可，2 针齐针成倒马针，效果会更佳。

说明及发挥：五指并拢，阴掌食指的中央线（即图 1-1 的 C

线）之延长线，与大拇指本节高骨作一直线的交叉点，即是重子穴，自重子穴与掌缘平行斜下 1 寸即是重仙穴。两穴单用均可治疗背痛，对治疗膝疼痛效果亦佳，若并用效果更为速捷，尤其治疗膏肓穴部位的疼痛，效果更比一般穴位高效。

重子、重仙两穴同时下针，为治疗背痛的特效针。治疗肩痛亦是极有效，治疗颈痛亦颇有效。本穴治疗落枕患者有立竿见影之效果，配以承浆穴效果则更佳。

本穴治疗书写痉挛症亦是极有效果。某人因酒后手指拘挛不伸，下针对侧重子、重仙立即见效果。如是病久者，即可在患侧尺泽泻针加强效果则更佳。

本穴接近肺经鱼际穴，对于肺炎、支气管炎、支气管哮喘、痰稠不易咳出，针之即有效。

本穴治疗子宫瘤、卵巢炎亦颇有效，本穴也可治疗半身不遂。

上白穴

部位： 在手背面，食指与中指叉骨之间位置处，距离指骨与掌骨接合处下 5 分位置处。

解剖： 肺与心细分支神经交错。

（肌肉）伸指肌以及骨间肌与蚓状肌。

（血管）桡神经、尺动静脉之表皮分支形成的血管网。

（神经）桡骨神经与正中神经之末梢支。

主治： 眼角发红、坐骨神经痛、胸下（心侧）痛。

取穴： 手背向上，距离指骨与掌骨接合处下 5 分位置处，食指骨与中指骨之间位置处取穴。

指法： 指按、指压或用硬物点按刺激 7 至 15 分钟。

针刺： 1 寸针，入针 3 至 5 分深。

说明及发挥： 上白穴位于手背面。本穴治疗腰连背痛颇有效。

本穴治疗眼角发红，配以耳背刺血效果则更佳。配以三黄穴可以治疗眼痒，颇有效。

本穴治疗手腕桡侧扭伤亦有效（针患侧），治疗颈部疼痛（双侧并针）亦有效果。尚可以治疗脚无力（针健侧）。

大白穴

部位： 在手背面，大指与食指叉骨间陷中，即在第一掌骨与第二掌骨中间之凹位置处。

解剖： 此处为第一手背侧骨间筋，有桡骨动脉、桡骨神经、肺支神经。

（肌肉）在食指桡侧与第二掌骨小头后方，有第一骨间背侧肌及内收拇肌。

（血管）有手背静脉网、指掌侧固有之动脉。

（神经）布有桡侧神经之浅支。

主治： 小儿气喘、高热（特效）、咽喉疼痛、头痛、肺气肿、肺积水、坐骨神经痛等病症。

取穴： 拳手取穴（拇指弯曲抵食指第一节握拳），在虎口底外开 5 分位置处取穴。

指法： 指按、指压或用硬物点按刺激 7 至 15 分钟。

针刺： 1 寸 5 分针，入针 5 分至 1 寸深，治疗坐骨神经痛，用三棱针治疗小儿气喘、高热以及急性肺炎（特效）。

说明及发挥： 大白穴即大肠经之三间穴，很少单独应用。除用三棱针治疗小儿气喘、高热以及急性肺炎外，大多为灵骨之倒马针，两穴配合应用的效果极佳。

三棱针点刺大白穴附近之青筋（血管），点刺出血即可。孕妇禁针。

灵骨穴

部位： 在手背拇指与食指叉骨间，第一掌骨与第二掌骨接合位置处与重仙穴相通。

解剖： 此处为第一手背侧骨间筋，有桡骨动脉、桡骨神经、肺支神经。

（肌肉）在第一掌骨和第二掌骨之间，第一骨间背侧肌中，深层有内收拇肌横头。

（血管）有手背静脉网为头静脉的起部，穴位近侧正当桡动脉从手背穿向手掌之处。

（神经）布有桡神经浅支的手背侧神经，深部有正中神经的指掌侧固有之神经。

主治： 伤风咳嗽、吐泻、肺气不足引起的肺炎、坐骨神经痛、腰痛、脚痛、面神经麻痹、半身不遂、骨骼胀大、胃及十二指肠溃疡、妇女经脉不调、经闭、经痛、难产、背痛、耳鸣、耳聋、眼疾、偏头痛、肠痛、头昏脑涨等病症。

取穴： 拳手取穴，在拇指与食指叉骨间，第一掌骨与第二掌骨接合位置处，距离大白穴 1 寸 2 分。与重仙穴相通。

指法： 指按、指压或用硬物点按刺激 7 至 15 分钟。

针刺： 用 1 寸 5 分至 2 寸针，入针深可透过重仙穴（过量针）。

说明及发挥： 灵骨穴调气补气温阳的作用极强，以灵骨穴为主、大白穴为辅的倒马针，为治愈半身不遂之主穴。治半身不遂，皆以灵骨穴、大白穴为主（针健侧），或配风市穴或配肾关穴，间以背部五岭穴点刺，效果非十四经正穴所能比拟。

本穴有疏活脑部血气之功。针头针后再针本穴（久留针），可使头针的效果加强甚多。依临床经验，绝对胜过朱氏之抽气法、进气法或焦氏之快速捻针之效力。

本穴配大白穴治疗坐骨神经痛极特效。治脚无力、腹胀、小便次数过多、小便痛，亦极有效。

本穴单用，治疗肘痛、鼠蹊胀痛、头晕等病症极有特效。

本穴单用，尚可以治疗肩痛不举、食欲不振、背痛、膝痛、腰痛、脊椎痛、耳鸣（听力不足）等，效果亦颇好。

本穴有收缩子宫的作用，恐可致流产。孕妇禁针。

中白穴（又名鬼门穴）

部位： 在手背小指掌骨与无名指掌骨之间，距离指骨与掌骨接连处5分位置处。

解剖： 肾分支神经。

（肌肉）在无名指尺侧，第四掌骨小头后方有第四骨间肌。

（血管）有手背静脉网分布于其下周围及第四骨间指背动脉。

（神经）布有来自尺神经的掌背神经。

主治： 腰酸、背痛、肾脏病之腰痛、头晕、眼散光、疲劳、坐骨神经痛、退化性关节炎、足外踝痛、四肢浮肿等病症。

取穴： 拳手取穴，在小指掌骨与无名指掌骨之间，距离指骨与掌骨接连处5分位置处取穴。

指法： 指按、指压或用硬物点按刺激7至15分钟。

针刺： 入针3至5分深。

说明及发挥： 中白穴位于三焦经之中渚穴后5分处，其对三焦经循行所过之疼痛都有疗效。除上述作用外，尚可以治疗脊椎骨刺，为特效穴。

本穴治疗肾亏之各种病变的效果甚好。本穴亦可治疗高血压以及前头痛。

下白穴

部位：在手背小指掌骨与无名指掌骨之间，距离指骨与掌骨接连处1寸5分位置处。

解剖：肾肝分支交错神经，心脾神经。

（肌肉）在无名指尺侧，第四掌骨小头后方有第四骨间肌。

（血管）有手背静脉网分布于其下周围及第四骨间指背动脉。

（神经）布有来自尺神经的掌背神经。

主治：牙齿酸、肝微痛，以及中白穴主治各症。

取穴：拳手取穴，当小指掌与无名指掌骨之间，距指骨1寸5分（即中白穴后1寸）取穴。

指法：指按、指压或用硬物点按刺激7至15分钟。

针刺：入针1至1寸5分深。

说明及发挥：下白穴位于中白穴下1寸位置处，为中白穴之倒马针，两针一起配合应用。

中白、下白二穴倒马并用，主治前述肾亏各病，疗效极佳。此二穴倒马并用，尚可以治疗少阳经走向之坐骨神经痛颇有效。

此二穴与灵骨穴、大白穴配合用（可两手交叉治）通治下肢疼痛。

腕顺一穴

部位： 在小指掌骨外侧，距离手腕横纹 2 寸 5 分位置处。

解剖： 此处为小指外转筋，有腕骨背侧动脉与支脉、尺骨神经、肾分支神经。

（肌肉）在小指尺侧，第五掌骨小头后方，当外展小指肌指点外缘。

（血管）有指动脉与静脉、手背静脉网。

（神经）布有掌背神经（尺神经分支）。

主治： 肾亏所致之头痛、眼花、坐骨神经痛（特效）、疲劳、肾脏炎、膀胱炎、颈项骨痛、四肢骨肿、重性腰两边痛、背痛（女性用之效更大，两手不宜同时用）。

取穴： 在小指掌骨外侧，距离手腕横纹 2 寸 5 分位置处取穴。

针刺： 入针 1 寸至 1 寸 5 分深。

说明及发挥： 腕顺一穴位于小肠经之后溪后 5 分位置处，治疗太阳经之坐骨神经痛以及腰椎疼痛、腿弯痛等有特效。配合腕顺二穴，其效果更佳。

腕顺二穴

部位： 在小指掌骨外侧，距离手腕横纹 1 寸 5 分位置处。

解剖： 此处为小指外转筋，有腕骨背侧动脉与支脉、尺骨神经、肾分支神经。

主治： 失眠、鼻出血，以及同腕顺一穴主治的各种病症。

取穴： 在小指掌骨外侧，距离手横纹 1 寸 5 分位置是此穴，即在腕顺一穴后 1 寸位置处取穴。

指法： 指按、指压或用硬物点按刺激 7 至 15 分钟。

针刺： 入针 1 寸至 1 寸 5 分深。

说明及发挥： 原注腕顺一穴与二穴以 1 次用 1 穴为宜。依临床经验二穴并用无不宜。

腕顺二穴为治疗骨刺、肾脏疾病的特效穴。可双手取穴，效果更佳。

腕顺一、二穴并用治疗肾亏所致之各种病变以及疼痛，疗效甚好，对于肾虚以及牙痛、眼痛亦有效。

除前述各病症外，董氏尚用治疗耳鸣、重听、小腹胀、腰围痛、腿弯紧痛，其疗效亦佳。

手解穴

部位： 在小指掌与无名指掌骨之间，握拳时小指尖触及之位置处。

解剖： 肾脏敏感神经。

（肌肉）在第四与第五掌骨间，有第四蚓状肌、屈指浅深肌腱，深部为骨间肌。

（血管）有指掌侧总动脉与静脉。

（神经）为第四指掌侧总神经，尺神经分支分布处。

主治： 主解晕针、治疗坐骨神经疼痛与下针后引起之麻木感及气血错乱之刺痛。

取穴： 手心向上，在小指掌骨与无名指掌骨之间，握拳时小指尖触及掌处位置处取穴。

指法： 指按、指压或用硬物点按刺激 7 至 15 分钟。

针刺： 入针 3 至 5 分深，停针 10 至 20 分钟即解，或以三棱针出血即解。

说明及发挥： 手解穴即心经之少府荥穴，少府为心经荥穴当然有效，晕针时则首当强心。又《内经》曰："病变于色者，取之荥。"晕针时脸色必变，针心经荥穴当然有效，所以这是手解能治疗晕针的理论。

土水穴

部位： 在拇指第一掌骨的内侧位置处。

解剖： 拇指对掌肌，桡神经，脾分神经，肾支神经。

（肌肉）有外展拇短肌和拇对掌肌。

（血管）在拇指头静脉回流支。

（神经）布有前臂外侧皮神经和桡神经浅支混合支。

主治： 急慢性胃炎、久年胃病等病症。

取穴： 在拇指第一掌骨的内侧，距离掌骨小头 1 寸位置处是 1 穴，后 5 分位置处是 1 穴，再后 5 分位置处是 1 穴，共计有 3 穴位。

指法： 指按、指压或用硬物点按刺激 7 至 15 分钟。

针刺： 贴骨入针 5 分至 1 寸深。

说明及发挥： 土水穴共计有 3 个穴位，均位于手鱼部位；中央之土水二穴即为鱼际穴，自鱼际穴至大指本节之中央点为土水一穴，自鱼际穴至手腕横纹之中央为土水三穴。

据《内经》所载，手鱼部位能诊断肠胃疾病，《内经·经脉篇》曰："鱼际青则胃中寒，鱼际赤则胃中热。"又据经络关系而言，此处为肺经所经之处，肺经起于中焦，下络大肠，还循胃口，与肠胃有直接关连，因此本穴之治疗胃病应无疑议。

本穴能治久年胃病以及大便溏湿的另一原因是关系胃经起于中焦（中脘附近），且向下联络大肠。

又本穴除治疗胃病、胃痛外，尚可以治疗手指痛、手掌痛、手骨痛。治疗原则，即左痛治右，右痛治左。

第三章 三三部位（小臂部）

其门穴

部位： 在桡骨的外侧，手腕横纹后2寸位置处。

解剖： 此处有短伸拇筋，头静脉，桡骨动脉支，后下膊皮下神经，桡骨神经，肺支神经。

（肌肉）桡肱肌、短伸拇肌、外展拇长肌。

（血管）后骨间动脉、桡掌骨动脉与静脉。

（神经）桡骨神经、后肱下侧肱下神经。

主治： 赤白带下、子宫炎、卵巢炎、月经不调、腹膜炎、大便脱肛、痔疮痛等病症。

取穴： 在桡骨的外侧，距离手腕横纹后2寸位置处取穴。

指法： 指按、指压或用硬物点按刺激7至15分钟。

针刺： 臂侧放，入针斜刺约与皮下平行，针2至5分深。

说明及发挥： 其门、其角、其正3穴为治疗痔疮、下腹部炎症的特效穴。

其角穴

部位： 在桡骨的外侧，手腕横纹后 4 寸位置处。

解剖： 此处有短伸拇筋，头静脉，桡骨动脉支，后下膊皮下神经，桡骨神经，肺支神经。

（肌肉）桡肱肌、短伸拇肌、外展拇长肌。

（血管）后骨间动脉、桡掌骨动脉与静脉。

（神经）桡骨神经、后肱下侧肱下神经。

主治： 赤白带下、子宫炎、卵巢炎、月经不调、腹膜炎、大便脱肛、痔疮痛等病症。

取穴： 在其门穴后 2 寸位置处取穴。

指法： 指按、指压或用硬物点按刺激 7 至 15 分钟。

针刺： 臂侧放，入针斜刺约与皮下平行，针 2 至 5 分深。

说明及发挥： 其角、其门夹偏历穴，在腕太极中为二级全息（指以腕踝为脐，手掌、足掌为胸，手指、脚趾为头的全息元），偏历穴与支沟穴在同一水平上，均与肛门阴部部位对应。支沟善治疗便秘、痔疮。

其正穴

部位： 在桡骨的外侧，手腕横纹后 6 寸位置处。

解剖： 此处有短伸拇筋，头静脉，桡骨动脉支，后下膊皮下神经, 桡骨神经, 肺支神经。

（肌肉）桡肱肌、短伸拇肌、外展拇长肌。

（血管）后骨间动脉、桡掌骨动脉与静脉。

（神经）桡骨神经、后肱下侧肱下神经。

主治：赤白带下、子宫炎、卵巢炎、月经不调、腹膜炎、大便脱肛、痔疮痛等病症。

取穴：在其门穴后 4 寸位置处, 即其角穴后 2 寸位置处取穴。

指法：指按、指压或用硬物点按刺激 7 至 15 分钟。

针刺：臂侧放, 入针斜刺约与皮下平行, 针 2 至 5 分深。

说明及发挥：其门、其角、其正三穴均位于大肠经上, 因此能治疗胃肠疾患。

临床上其门、其角、其正三穴同用（即一用三针）, 针刺时采用皮下针, 自其门穴向其角穴横透效果尤佳。大肠经郄穴之温溜穴适在其门穴、其角穴之间, 郄穴有调整气血之功, 故能治痔疮及脱肛。治痔疮单用其门穴、其角穴、其正穴即能见效, 但如于委中穴点刺后, 再针此穴效果尤其显著, 可期迅速痊愈。

本穴组对顽固性便秘以及小腹胀气亦有殊效。

火串穴

部位：在手背腕横纹后 3 寸, 两筋骨间陷中的位置处。

解剖： 有总指伸筋，骨间动脉，后下膊皮下神经，桡骨神经，肺分支神经，心之副神经。

（肌肉）在尺桡骨之间，伸指总肌和伸拇长肌之间，屈肘俯掌时则在指总伸肌的桡侧。

（血管）深层为前臂骨间背侧动脉，及前臂骨间掌侧动脉本干。

（神经）布有前臂背侧皮神经，深层有桡神经之前臂骨间背侧神经、正中神经之骨间掌侧神经。

主治： 便秘、心悸、胸痛、手抽筋、下臂疼痛等病症。

取穴： 手平伸、掌向下，从手腕横纹中央直后3寸位置处取之；握拳屈肘掌心向下，现沟凹处取穴。

指法： 指按、指压或用硬物点按刺激7至15分钟。

针刺： 入针3至5分深。

说明及发挥： 火串穴即三焦经之支沟穴，治疗便秘、心悸、手下臂痛，确有卓效，治疗疝气、胁痛等疾病尤有特效。

本穴治疗手下臂痛时宜针健侧，即左手下臂痛针右手穴，右手下臂痛针左手穴。

火陵穴

部位： 在火串穴后2寸位置处。

解剖： 有骨间动脉，桡骨神经之后支，心之副神经。

（肌肉）在尺桡骨之间，伸指总肌和伸拇长肌之间，屈肘俯掌时则在指总伸肌的桡侧。

（血管）深层为前臂骨间背侧动脉和前臂骨间掌侧动脉本干。

（神经）布有前臂背侧皮神经，深层有桡神经之前臂骨间背侧神经、正中神经之骨间掌侧神经。

主治：胸痛、胸发闷发胀、手抽筋、手指麻木等病症。

取穴：手抚胸取穴，在火串穴后2寸位置处取穴。

指法：指按、指压或用硬物点按刺激7至15分钟。

针刺：入针5分至1寸深。

说明及发挥：火陵穴位于手少阳三焦经，与手厥阴心包经相表里，因此治疗胸闷、胸痛、胸胀皆有疗效。由于少阳经经络走向，本穴亦治胁肋，可谓胸胁胀痛皆治。

火山穴

部位：在火陵穴后1寸5分位置处。

解剖：有骨间动脉，桡骨神经之后支，心之副神经。

（肌肉）在尺桡骨之间与伸指总肌和伸拇长肌之间，屈肘俯掌时在指总伸肌的桡侧。

（血管）深层为前臂骨间背侧动脉和前臂骨间掌侧动脉本干。

（神经）布有前臂背侧皮神经，深层有桡神经之前臂骨间背侧神经、正中神经之骨间掌侧神经。

主治：胸痛、胸发闷发胀、手抽筋、手指麻木等病症。

取穴：手抚胸取穴，在火陵穴后 1 寸 5 分位置处取穴。

指法：指按、指压或用硬物点按刺激 7 至 15 分钟。

针刺：入针 1 至 1.5 寸深。

说明及发挥：火陵穴、火山穴的针能透三焦经，治疗手抽筋有效，以对侧为主，即均为左手抽筋取右手穴，右手抽筋取左手穴。

治疗胸痛、胸闷、胸胀亦有显效。因三焦与心包相表里，深针透经，自是效果卓佳，两手同时下针，依据经验并没有不良作用。胸部疼痛以及发闷、发胀，则火陵、火山二穴宜同时用针，但要注意只宜单手取穴，不可以双手同时用针。

火陵穴治疗少阳经走向之坐骨神经痛，其效果亦佳。

火腑海穴

部位：在火山穴后 2 寸位置处，按之肉起，锐肉之端。

解剖：有长屈拇筋，桡骨动脉，中头静脉，外膊皮下神经，桡骨神经，肺分支神经，心之副神经。

（肌肉）在桡骨的桡侧，桡侧有伸腕短肌及长肌，深层有旋后肌。

（血管）为桡返动脉的分支。

（神经）分布着前臂背侧皮神经以及桡神经深支。

主治：感冒、鼻炎、咳嗽、气喘、头晕、眼花、坐骨神经痛、腿酸、腰酸、贫血、疲劳过度等病症。

取穴：手抚胸取穴，在火山穴后 2 寸位置处取穴。

指法：指按、指压或用硬物点按刺激 7 至 15 分钟。

针刺：入针深 5 分至 1 寸深。

说明及发挥：火腑海穴位置与大肠经之手三里穴邻近相符，主要治疗的疾病亦大致相同，有补虚的作用，用灸效果颇好。

治疗贫血、头昏、眼花、腿酸、疲劳过度时，下针 10 分钟后取针，改用垫灸 3 至 5 壮（不需下针，仅灸 3 至 5 壮即可），隔日 1 灸，连续灸 3 个月，可以延年益寿。

手五金穴

部位：在尺骨的外侧，距离豌豆骨 6 寸 5 分的位置处。

解剖：肝分支神经。

（肌肉）在桡骨的桡侧，桡侧有伸腕短肌及长肌，深层有旋后肌。

（血管）为桡返动脉的分支。

（神经）分布着前臂背侧皮神经以及桡神经深支。

主治：项痛、头痛、坐骨神经痛、腹痛、小腿发胀、脚痛、脚麻等病症。

取穴：手抚胸取穴，在尺骨外侧，距离豌豆骨 6 寸 5 分，即火山穴外开 5 分位置处取穴。

指法：指按、指压或用硬物点按刺激 7 至 15 分钟。

针刺：入针 3 至 5 分深。

说明及发挥：手五金穴与手千金穴均需手抚胸取穴。手五金与手千金两穴可同用，唯忌双手同时取穴。

手千金穴

部位：在尺骨的外侧，手五金穴后 1 寸 5 分位置处。

解剖：肺分支神经。

（肌肉）在桡骨的桡侧，桡侧有伸腕短肌及长肌，深层有旋后肌。

（血管）为桡返动脉的分支。

（神经）分布着前臂背侧皮神经以及桡神经深支。

主治：项痛、头痛、坐骨神经痛、腹痛、小腿发胀、脚痛、脚麻等病症。

取穴：手抚胸取穴，在尺骨的外侧，距离豌豆骨 8 寸，手五金穴后 1 寸 5 分位置处取穴。

指法：指按、指压或用硬物点按刺激 7 至 15 分钟。

针刺：入针 5 至 8 分深。

说明及发挥：手五金穴、手千金穴之位置约距离三焦经走向外开 5 分位置处，手五金、手千金一般均倒马应用，其治疗上述各症确有卓效。

手千金穴单独治疗手臂疮疡初起有特效。

肠门穴

部位： 在尺骨的内侧，距离豌豆骨 3 寸位置处。

解剖： 有尺骨动脉之背支及尺骨神经，肝之支神经，肾之副神经。

（肌肉）尺侧屈腕肌与尺侧伸腕肌以及肘肌。

（血管）尺动脉与尺静脉。

（神经）尺神经以及内侧肱下皮神经。

主治： 急慢性肠炎、胆囊炎、头昏眼花等病症。

取穴： 手抚胸取穴，在尺骨的内侧与筋腱之间，距离豌豆骨 3 寸位置处取穴。

指法： 指按、指压或用硬物点按刺激 7 至 15 分钟。

针刺： 入针 3 至 5 分深。

说明及发挥： 本穴配以门金治疗急性腹泻颇有效，因本穴在小肠经上，小肠为分水之官，利湿的作用极佳。

肝门穴

部位： 在尺骨的内侧，距离豌豆骨 6 寸位置处。

解剖：此处为总指伸筋，岐出前膊骨间动脉之分支，肝支神经。

（肌肉）尺侧屈腕肌、尺侧伸腕肌、肘肌。

（血管）尺动脉、尺静脉。

（神经）尺神经、内侧肱下皮神经。

主治：急性肝炎（特效）、急慢性肠炎、胸痛、胸闷、两肋疼痛等病症。

取穴：手抚胸取穴，在尺骨的内侧中部，距离豌豆骨 6 寸位置处取穴。

指法：指按、指压或用硬物点按刺激 7 至 15 分钟。

针刺：入针 3 至 5 分深。

说明及发挥：肝门穴对于急性肝炎效果极佳，由于肝在右侧，所以针治时以左手为主即可，对于合并肠炎症状，则可加针肠门，使成倒马，疗效甚佳。

本穴配以上三黄（天黄穴、明黄穴、其黄穴）治疗慢性肝炎亦有特效。亦可以治疗乙型肝炎（B 型肝炎）。此穴为治疗急性肝炎首选第一针，即治疗时宜扎左手穴位，针下后立止肝痛，将针向右捻转，胸闷即解，将针向左捻转，肠痛亦可除。

本穴在小肠经上，小肠为分水之官，小肠经之原穴腕骨为治黄疸要穴，本穴能治黄疸性肝炎是有一定道理的。本穴以全息观点而言，在小臂之中点，治中焦病有效，配合前述之理论，治疗肝病确实有效。

心门穴

部位： 在尺骨鹰嘴突起的上端，去肘 1 寸 5 分陷中位置处。

解剖： 在二头膊筋间，有下尺骨副动脉、桡骨神经支、心之分支神经。

（肌肉）尺侧伸腕肌与肘肌。

（血管）尺动脉与尺静脉。

（神经）尺神经以及内侧肱下皮神经。

主治： 心肌炎、心悸、心跳胸闷、呕吐、干霍乱等病症。

取穴： 手抚胸取穴，在下尺骨内侧陷处，距离肘尖 1 寸 5 分位置处取穴。

指法： 指按、指压或用硬物点按刺激，7 至 15 分钟。

针刺： 入针 3 至 5 分深。

说明及发挥： 心门穴约近小肠合穴小海。因心与小肠相表里，治疗心脏各病尤有特效。又本穴言全息而论，治疗大腿内侧痛（含腹股沟）、坐骨神经痛、尾骶骨疼痛亦有特效。

本穴亦常用于治疗膝痛。董氏奇穴可以治疗心脏病患者，亦多可以治疗膝病，因本穴约近肘尖与膝对应，当然对治疗膝痛甚有效（内侧膝痛尤有效）。

由于贴骨进针，也善于治疗膝部骨刺以及退化性关节炎。禁忌双手用穴。

人士穴

部位： 在前臂桡骨里侧，手腕横纹 4 寸位置处。

解剖： 此处为桡骨近关节处之上侧，有桡骨动脉支、外膊皮下神经、桡骨神经之皮下支、肺支神经、心分支神经。

（肌肉）在桡侧屈腕肌腱的外侧、外展拇长肌腱内侧。

（血管）有桡动脉与静脉。

（神经）布有前臂外侧皮神经和桡神经浅支混合支。

主治： 胸痛、背痛、心悸、气喘、手掌手指痛、肩臂痛等病症。

取穴： 手平伸、掌心侧向上，从腕部横纹上行 4 寸，在前臂桡骨内侧位置处取穴。

指法： 指按、指压或用硬物点按刺激 7 至 15 分钟。

针刺： 入针 5 分至 1 寸深。

说明及发挥： 人士穴深度分上、中、下三层，上层浅刺通肺经，中层入心经，深层入肾经。本穴为治疗气喘的特效穴，因本穴在肺经上，当然能治气喘。针深 5 分治疗气喘、手掌手指痛、肩臂疼痛、背痛（患右用左穴，患左用右穴）。针深 1 寸治疗心脏病、心悸。

地士穴

部位： 在前臂桡骨中部内缘，距离人士穴3寸位置处。

解剖： 此处为肱桡骨肌内缘，屈拇长肌外缘，正中神经之分支，桡骨神经与后臂神经之分布区，有桡骨动脉、头静脉、肺支神经、心分支神经。

（肌肉）有肱桡肌，在旋前圆肌上端的外缘，桡侧伸腕长与短肌的内缘。

（血管）有头静脉、桡动脉与静脉。

（神经）为前臂外侧皮神经、桡神经浅支分布处。

主治： 气喘、感冒、头痛、心脏病、肾亏、疝气等病症。

取穴： 手平伸、掌向上，去腕横纹7寸，距离人士穴后3寸，在前臂桡骨的内侧位置处取穴。

针刺： 入针1寸深治疗气喘、感冒、头痛以及肾亏，入针1寸5分深治疗心脏病。

说明及发挥： 地士穴在腕横纹上6寸与孔最穴位置不同，两者相差1寸。因本穴邻近肺经郄穴之孔最穴，而孔最穴善治与肺相关的急重症和血证，因此治疗气喘、感冒当然有效。

天士穴

部位： 在前臂桡骨之后部的内侧，距离地士穴3寸位置处。

解剖： 肱桡骨肌外侧。为桡骨神经、后臂神经及正中神经分布区，有桡骨动脉、头静脉、肺支神经、肾之副神经。

（肌肉）肱二头肌肌腱止处之外缘。

（血管）有头静脉、桡动脉与静脉。

（神经）为前臂外侧皮神经、桡神经浅支分布处。

主治： 气喘、鼻炎、臂痛、支气管炎、感冒、胸闷发胀等病症。

取穴： 在前臂桡骨之后部内侧位置，距离地士穴3寸位置处取穴。

指法： 指按、指压或用硬物点按刺激7至15分钟。

针刺： 入针1寸5分深。

说明及发挥： 人士、地士、天士3穴简称三士穴。三针可齐下成倒马针法。三士穴配以灵骨穴，双手同时用针，为治哮喘之特效针。三士穴位置均在肺经上，因此治疗呼吸器官疾病效果极佳。

人士穴在太渊穴上4寸位置处，地士穴与孔最穴位置相符。孔最穴为肺经之郄穴，治疗哮喘疗效本佳，配以人士、天士2穴倒马效果则更好。三士穴配水金穴或水通穴疗效更好。

曲陵穴

部位： 在肘窝横纹上，试摸有一大筋，即在筋的外侧位置处。

解剖： 有肱二头肌腱，为后臂皮神经及桡骨神经，正中神经之分布区, 有桡骨动脉、头静脉、心之支神经、肺之分支神经。

（肌肉）在肘关节当肱二头肌腱的外方肱桡肌起始部。

（血管）有桡侧返动脉与静脉之分支、头静脉。

（神经）布有前臂外侧皮神经, 直下为桡神经本干。

主治: 抽筋、网球肘、肘关节炎、霍乱、气喘、甲状腺肿、心肌肥厚、胸痛、心脏停搏、心悸等病症。

取穴: 平手取穴, 在肘窝横纹上, 在大筋的外侧以大指按下, 肘伸屈时有一大凹陷位置处取穴。

指法: 指按、指压或用硬物点按刺激 7 至 15 分钟。

针刺: 入针 3 至 5 分深。

说明及发挥: 本穴与肺经之尺泽穴位置相符, 主治功能亦相同, 点刺放血所治各病症尤多, 实为常用要穴。本穴可以治疗尿意频数（配以肾关穴）、半身不遂、咳嗽（配以水金穴）及肺经切实证。

本穴为金之水穴, 泻之使金不克木, 可治筋痉挛拘急; 又为肺之水穴, 当然治疗肺之火（发炎）、扁桃腺炎、咽喉炎等颇有效。

本穴点刺出血治疗胸闷、胸痛、心脏病变及肩痹痛（五十肩）、气喘都极有疗效。用三棱针刺曲陵穴内侧的静脉血管, 使其出血, 可治霍乱、心脏麻痹。

第四章　四四部位（大臂部）

分金穴

部位： 在后臂肱骨的前侧, 距离肘窝横纹 1 寸 5 分位置处。

解剖： 心之分支神经、肺之分支神经。

（肌肉）二头肌外侧。

（血管）头静脉及肱动脉。

（神经）桡神经与正中神经。

主治： 感冒、过敏性鼻炎、喉炎、咳嗽（特效穴）等病症。

取穴： 手抚胸取穴, 当后臂肱骨之下部中央, 去肘窝横纹 1 寸 5 分位置处取穴。

指法： 指按、指压或用硬物点按刺激 7 至 15 分钟。

针刺： 入针 5 分至 1 寸深。

说明及发挥： 分金穴位于肺经上, 在侠白穴下 3 寸 5 分位置, 距离尺泽穴 1 寸 5 分位置, 因为其位居肺经之上, 故治疗上述感冒、鼻炎以及喉炎有卓效。

后椎穴

部位： 在后臂肱骨的外侧，距离肘横纹 2 寸 5 分。

解剖： 肝副神经，心之副交叉神经，直属脊椎骨神经。

（肌肉）三头肌外侧，有喙肱肌在深层。

（血管）肱动脉与桡尺动脉。

（神经）正中神经以及尺神经。

主治： 脊椎骨胀痛、脊椎骨滑脱、肾脏炎、腰痛、支气管炎、老人夜间咳嗽等病症。

取穴： 手臂下垂，在后臂肱骨的外侧，距离肘横纹 2 寸 5 分位置取穴。

针刺： 入针 3 至 5 分深。

说明及发挥： 后椎穴位于三焦经上，约当清冷渊穴上 5 分位置处，由于位居三焦经上，基于肾与三焦通之藏象学说的原理，治疗与肾有关的脊椎骨滑脱、脊椎骨胀痛、肾脏炎、腰痛确有显效。

首英穴

部位： 在后臂肱骨的外侧，距离肘横纹 4 寸 5 分位置处。

解剖： 肝副神经，心之副交叉神经，直属脊椎骨神经。

（肌肉）三头肌外侧，有喙肱肌在深层。

（血管）肱动脉与桡尺动脉。

（神经）正中神经与尺神经。

主治：脊椎骨胀痛、脊椎骨滑脱、肾脏炎、腰痛、支气管炎、老人夜间咳嗽等病症。

取穴：手臂下垂，在后臂肱骨的外侧，距离后椎穴 2 寸位置处取穴。

指法：指按、指压或用硬物点按刺激 7 至 15 分钟。

针刺：入针 3 至 5 分深。

说明及发挥：后椎、首英 2 穴宜手臂下垂取穴，治疗通常同时用针（即所谓倒马针），效力迅速确切。

本穴位置较脊椎为高，又乾卦主首亦主脊椎，本穴能治脊椎。因为三焦与肾通的原理，肾主骨，又以骨治骨，当然治脊椎病、肾炎、腰痛等有效。

富顶穴

部位：在后臂肱骨的外侧，去首英穴 2 寸 5 分，距离肘横纹 7 寸位置处。

解剖：肝之副支神经，心之分支神经。

（肌肉）三头肌外侧，有喙肱肌在深层。

（血管）肱动脉与桡尺动脉。

（神经）正中神经及尺神经。

主治：疲劳、高血压、头晕、头痛等病症。

取穴：手臂下垂，在后臂肱骨之外侧，距首英穴上 2 寸 5 分位置处取穴。

指法：指按、指压或用硬物点按刺激 7 至 15 分钟。

针刺：入针 3 至 5 分深。

说明及发挥：首英穴与富顶穴都位于三焦经上，首英穴约在消泺穴下寸 5 分位置处，富顶穴约在消泺穴上 1 寸位置处。本穴入针浅刺治疗疲劳，入针深刺治疗头痛、头昏以及高血压。

后枝穴

部位：在肩中与肘之直线上，距富顶穴 1 寸，离肘横纹 8 寸位置处。

解剖：心之分支神经。

（肌肉）三头肌外侧，有喙肱肌在深层。

（血管）肱动脉及桡尺动脉。

（神经）正中神经与尺神经。

主治：高血压、头晕、头痛、皮肤病、血管硬化等病症。

取穴：手臂下垂，在后臂肱骨的外侧，距离富顶穴 1 寸位置处取穴。

指法：指按、指压或用硬物点按刺激 7 至 15 分钟。

针刺：入针 3 至 7 分深。

说明及发挥： 后枝穴的位置约在消泺穴上 2 寸、臑会穴下 1 寸位置处。

富顶、后枝两穴同时下针，可以治疗颈项疼痛扭转不灵以及面部麻痹瘫痪。

肩中穴

部位： 在后臂肱骨的外侧，距肩骨缝 2 寸 5 分位置处。

解剖： 心之分支神经。

（肌肉）三角肌外侧及二头肌与三头肌腹间。

（血管）头静脉及腋动脉与反肱动脉。

（神经）腋神经。

主治： 膝盖疼痛、膝盖扭伤（特效针）、皮肤病（颈项皮肤病有特效）、小儿麻痹、半身不遂、心悸、血管硬化、鼻出血、肩痛、肩周炎、腰痛等病症。

取穴： 手臂下垂，自肩骨向下 2 寸 5 分中央位置处取穴。

指法： 指按、指压或用硬物点按刺激 7 至 15 分钟。

针刺： 入针 5 分至 1 寸深。

说明及发挥： 肩中穴位于肩臂三角肌之中央，去肩骨缝依经验实际是 3 寸。本穴治疗膝盖疼痛以及肩疼痛确实具有卓效，针法运用，即左肩痛扎右穴，右肩痛扎左穴。治疗上述其他症状效果亦佳。

本穴配以建中穴有清血的作用,治疗胆固醇过高效果极佳。本穴配以三重穴治疗瘰疬有特效。

背面穴

部位： 在肩骨缝之中央,举臂时肩骨连接缝有空陷处位置。

解剖： 丹田神经。

（肌肉）三角肌外侧,二头肌与三头肌腹间。

（血管）头静脉及腋动脉、反肱动脉。

（神经）腋神经。

主治： 腹部发闷发胀,发音无力等病症。

取穴： 举臂时,肩骨连接缝之空陷处中央取穴。

指法： 指按、指压或用硬物点按刺激 7 至 15 分钟。

针刺： 入针 3 至 5 分深。

说明及发挥： 背面穴位置相当于大肠经之肩髃穴,一说后 1 寸。大肠与肺相表里,大肠又与胃手足阳明相通,又与肝通,治疗上述各症确有卓效。

用三棱针点刺出血可治全身疲劳、两腿发酸、呕吐、霍乱、肠霍乱、阴阳霍乱有卓效。

本穴与肩髃穴相符或相近,肩髃穴原有调理肺气之效,本穴治疗腹部发闷及发音无力皆系调理肺气之功。用三棱针点刺肩髃穴至其后 1 寸之周边,出血即可,不必拘泥穴位。

人宗穴

部位： 在后臂肱骨内缘与肱二头肌间之陷处，距肘窝横纹 3 寸位置处。

解剖： 肺之副神经、心之分支神经、肝之副支神经。

（肌肉）二头肌与肱骨间。

（血管）桡动脉与肱动脉。

（神经）尺神经与正中神经。

主治： 肘肿痛难动、面黄（胆病）、四肢浮肿、脾肿大、脚痛、手痛、感冒、气喘等病症。

取穴： 屈肘测量，以手拱胸，在后臂肱骨内缘与肱二头肌间之陷处，距肘窝横纹 3 寸位置处取穴。

指法： 指按、指压或用硬物点按刺激 7 至 15 分钟。

针刺： 用毫针，入针 5 分深。

说明及发挥： 人宗穴在阳明经上，因肺与大肠相表里，针 5 分深治疗感冒气喘。下针时，偏外伤肱骨，偏里伤肱二头肌，扎针部位应准确。

本穴位置与大肠经之手五里穴相等，古人视手五里为禁针穴，唯据经验刺之其效尚佳，亦无副作用。所谓禁刺，恐系古人用针太粗之故，有伤及动脉及神经之虞，因此董师亦告诫"扎针部位应准确"。

地宗穴

部位： 在人宗穴上 3 寸位置处，距离肘窝横纹 6 寸位置处。

解剖： 心之支神经。

（肌肉）二头肌与肱骨间。

（血管）桡动脉与肱动脉。

（神经）尺神经以及正中神经。

主治： 心脏病、血管硬化等病症。

取穴： 屈肘测量，以手拱胸，在后臂肱骨之中部内缘与肱二头肌间之陷处，在人宗穴上 3 寸位置处取穴。

指法： 指按、指压或用硬物点按刺激 7 至 15 分钟。

针刺： 入针 1 寸至 1 寸 5 分深。

说明及发挥： 地宗穴为董氏奇穴中之要穴。入针 1 寸深治疗轻病，入针 2 寸深治疗重病，两臂之穴可同时下针。下针时，偏外伤肱骨，偏里伤肱二头肌，扎针取穴部位应特别准确。

天宗穴

部位： 在后臂肱骨内缘与肱二头肌后部间之陷处，距离地宗穴 3 寸，距离肘窝横纹 9 寸位置处。

解剖： 腋窝神经、六腑神经、小腿神经。

（肌肉）在肱骨桡侧，三角肌下端后缘，及肱头肌外侧头的前缘。

（血管）有旋肱后动脉的分支及肱深动脉。

（神经）布有臂背侧皮之神经，深层有桡神经。

主治： 小腿痛、小儿麻痹、妇科阴道痒、阴道痛、赤白带下（有速效）、狐臭、糖尿病等病症。

取穴： 屈肘测量，以手拱胸，在后臂肱骨内缘与肱二头肌后部间之陷处，距离地宗穴3寸位置处取穴。

指法： 指按、指压或用硬物点按刺激7至15分钟。

针刺： 入针1寸至1寸5分深。

说明及发挥： 人宗、地宗、天宗3穴都在同一条线上，针刺时都应特别注意部位准确。地宗穴约在肠经臂臑穴下1寸位置处，天宗穴约在臂臑穴上2寸位置处。下针时，偏外伤肱骨，偏里伤二头肌，取穴部位必须准确。

此3穴邻近血管，可以调血液循环。

云白穴

部位： 在肩尖前约2寸位置，背面穴向胸方向斜下开2寸位置处。

解剖： 六腑神经、肺之副支神经。

（肌肉）在肱骨桡侧，三角肌下端后缘，肱三头肌外侧头的前缘。

（血管）有旋肱后动脉的分支，及肱深动脉。

（神经）布有臂背侧皮神经，深层有桡神经。

主治： 脚扭伤、卵巢炎、妇科阴道炎、阴道痒、阴道痛、赤白带下、小儿麻痹。

取穴： 垂手取穴，在肩关节前方，骨缝距离肩尖约 2 寸位置处是穴，亦即背面穴向胸方向斜下开 2 寸位置处取穴。

指法： 指按、指压或用硬物点按刺激 7 至 15 分钟。

针刺： 入针 3 至 5 分深。

说明及发挥： 云白穴治疗妇科病颇有效，配以肩中穴治疗小腿无力以及胀痛亦有效。

本穴与上曲穴、肩中穴治疗小儿麻痹为第一特效穴。

李白穴

部位： 在云白穴稍向外斜下 2 寸位置处。

解剖： 腋窝神经、肾之副支神经、肺之支神经。

（肌肉）在肱骨桡侧，三角肌下端后缘，肱三头肌外侧头的前缘。

（血管）有旋肱后动脉的分支，及肱深动脉。

（神经）布有臂背侧皮神经，深层有桡之神经。

主治： 脚扭伤、脚痛、小腿痛、小儿麻痹、狐臭多汗症等病症。

取穴： 在臂的外侧，自云白穴稍向外斜下 2 寸位置处取穴。

指法： 指按、指压或用硬物点按刺激 7 至 15 分钟。

针刺： 入针 3 至 5 分深。

说明及发挥： 李白穴与云白穴为治疗脚扭伤特效穴。本穴与天宗穴、云白穴、肩中穴、上曲穴都在肩部肌肉肥厚位置处，以肉治肉，治疗肌肉萎缩、小儿麻痹甚有效。

支通穴

部位： 在上臂的后侧，首英穴向后横开 1 寸位置处。

解剖： 肝之副支神经、肾之副支神经、后背神经。

（肌肉）三头肌外侧，有喙肱肌在深层。

（血管）肱动脉以及桡尺动脉。

（神经）正中神经与尺神经。

主治： 头晕、高血压、疲劳、血管硬化、腰酸等病症。

取穴： 自肩后侧直下，距离肘横纹 4 寸 5 分位置，即首英穴向后横开 1 寸位置处取穴。

指法： 指按、指压或用硬物点按刺激 7 至 15 分钟。

针刺： 入针 6 分至 1 寸深，贴近肱骨后缘扎针。

说明及发挥： 支通穴与落通穴都能治疗高血压，其作用与肝、肾相关，因此所治疗的皆是肝、肾之病症。

落通穴

部位： 在上臂的后侧，富顶穴向后横开 1 寸位置处。

解剖： 肝之副支神经，肾之副支神经，后背神经。

（肌肉）三角肌内侧头以及外侧头间。

（血管）桡动脉与深桡动脉。

（神经）桡神经。

主治： 头晕、四肢无力、高血压、血管硬化、腰酸、疲劳等病症。

取穴： 自肩端后侧直下，距离肘横纹上 7 寸位置，富顶穴向后横开 1 寸位置处取穴。

指法： 指按、指压或用硬物点按刺激 7 至 15 分钟。

针刺： 入针 6 分至 1 寸深。

说明及发挥： 落通穴贴近肱骨后缘进针。本穴在太阳经上，与手足太阳同名经相同，又"以骨治骨"对应于肾，当然治疗肾虚病症有甚效。

下曲穴

部位： 在上臂的后侧，后枝穴后开 1 寸位置处。

解剖： 肺支神经、肝之支神经。

（肌肉）三角肌内侧头以及外侧头间。

（血管）桡动脉与深桡动脉。

（神经）桡神经。

主治： 半身不遂、小儿麻痹、高血压、坐骨神经痛（肺与肝两种机能不健全所引起者）、神经失灵等病症。

取穴： 自肩端后直下，即后枝穴向后横开 1 寸位置处取穴。

指法： 指按、指压或用硬物点按刺激 7 至 15 分钟。

针刺： 入针 6 分至 1 寸深。

说明及发挥： 下曲穴与上曲穴都为治疗坐骨神经痛、半身不遂、血压高特效穴。

上曲穴

部位： 在上臂的后侧，即肩中穴后开 1 寸位置处。

解剖： 后膊皮下神经、肾之支神经、肝之副神经。

（肌肉）三角肌外侧以及二头肌与三头肌腹间。

（血管）头静脉与腋动脉及反肱动脉。

（神经）腋神经。

主治： 高血压、小儿麻痹、坐骨神经痛、臂痛、小腿胀痛等病症。

取穴： 在上臂后侧，即肩中央向后横开 1 寸位置处取穴。

指法： 指按、指压或用硬物点按刺激 7 至 15 分钟。

针刺： 入针 6 分至 1 寸 5 分深。治左臂用右穴，治右臂用左穴。

说明及发挥： 上曲穴与下曲穴作用于肝、肾,所治之证都与肝、肾相关。

以肩中穴为主,配以上曲穴、下曲穴、云白穴、李白穴治疗小儿麻痹、小腿无力疗效甚佳。

本穴用三棱针点刺出血治肝硬化及肝炎。一般在上曲穴点刺出血后,再针肝门穴、明黄穴较佳。

水愈穴

部位： 在上臂的后侧,即背面穴后横开稍斜下 2 寸位置处。

解剖： 后膊皮下神经,腋下神经,肾之支神经。

（肌肉）在肩胛骨关节窝后方的三角肌中,深层为冈下肌。

（血管）有旋肱后动脉与静脉,深层为肩胛上动脉与静脉。

（神经）布有臂后皮神经与腋神经,深层为肩胛上神经。

主治： 多汗、肾脏炎、肾结石、全身疲乏无力、腰痛、腿酸、蛋白尿、臂痛、手腕手背痛等病症。

取穴： 自肩后直下,即背面穴向后横开稍斜下 2 寸位置处取穴。

指法： 指按、指压或用硬物点按刺激 7 至 15 分钟。

针刺： 入针 3 至 5 分深。

说明及发挥： 水愈穴位于小肠经上,因与手足太阳经相同,亦由于小肠与脾相通,当然能治上述各症。

本穴用三棱针扎出黑血主治手腕手背疼痛。三棱针扎左边穴治疗左臂疼痛，扎右边穴治疗右臂疼痛。三棱针扎出黄水者则为主治肾脏的特效针。

第五章　五五部位（脚趾部）

火包穴

部位： 在足的第二趾底第二道横纹正中央位置处。

解剖： 心之神经。

（肌肉）屈趾短肌肌腱中。

（血管）足跖侧固有动脉与静脉形成的血管网。

（神经）内跖神经之趾支。

主治： 急性心绞痛、肝病、难产、胎衣不下等病症。

取穴： 平卧，当足次趾底第二道横纹正中央取穴。

指法： 指按、指压或用硬物点按刺激7至15分钟。

针刺： 用毫针，入针3至5分深。

说明及发挥： 火包穴与独阴穴相符，主治除胎衣不下外，尚有小肠疝气、女子干哕、经血不调等病症，因此应用本穴时可配合独阴穴为主治考虑。

本穴治真心痛、痛如绞有甚效。本穴治前述各病, 点刺出血更有效。用三棱针扎出黑血立即见效。孕妇禁灸、禁针。

上瘤穴

部位: 在足底后前缘正中央位置处。

解剖: 后脑(小脑)总神经。

(肌肉)足跖跟膜与足四方肌、及长跖韧带。

(血管)外侧跖动脉。

(神经)外侧跖神经。

主治: 脑瘤、脑积水(大头瘟)、小脑痛、脑神经衰弱、脑神经痛等病症。

取穴: 平卧, 在足底后跟硬皮之前缘正中央位置处取穴。

指法: 指按、指压或用硬物点按刺激 7 至 15 分钟。

针刺: 入针 2 至 5 分深。

说明及发挥: 上瘤穴在涌泉穴后属肾经, 肾主脑, 又足底与头对应, 当然治疗脑病有甚效。本穴治疗脑部肿瘤及疼痛确有卓效。

另外治疗鼻塞、鼻衄亦都有显著效果。不宜进针超过 5 分深, 否则会引起心中不安及胸闷, 切忌。

本穴配正筋及然谷点刺出血, 治疗脑震荡急症颇有效验。

海豹穴

部位： 在大趾的内侧，本节正中央位置处。

解剖： 浅腓骨神经，心之分支神经。

（肌肉）即屈趾短肌肌腱中。

（血管）足跖侧固有动脉与静脉形成的血管肉。

（神经）内跖神经之趾支。

主治： 眼角痛、角膜炎、疝气、手指痛、妇科阴道炎等病症。

取穴： 在大趾的内侧（即右足之左侧，左足之右侧），大趾本节正中央位置处取穴。

指法： 指按、指压或用硬物点按刺激 7 至 15 分钟。

针刺： 入针 1 至 3 分深。

说明及发挥： 海豹穴位于十四经脉之隐白穴后、大都穴之前方位置处，大指本节中央之赤白肉际。

董氏针灸在针术上有所谓手足对应针法，手指对脚趾，手掌对足掌，而海豹穴位足趾上，取用当可治相对应之手指痛，即右手痛取左足穴，左手痛取右足穴。

木妇穴

部位： 在足第二趾中节正中央外开 3 分位置处。

解剖： 心之副神经。

（肌肉）即屈趾短肌肌腱中。

（血管）足跖侧固有动脉与静脉形成的血管网。

（神经）内跖神经之趾支。

主治： 妇科月经不调、经痛、赤白带下、子宫炎、输卵管不通等病症。

取穴： 在第二趾第二节正中央向外开3分位置处取穴。

指法： 指按、指压或用硬物点按刺激7至15分钟。

针刺： 用细毫针，入针2至4分深，贴趾骨下针。

说明及发挥： 木妇穴在胃经，取名为木，系因主治肝脾不和及肝胆湿热之妇科病尤有效，故名木妇。本穴主治妇科病，治疗赤白带下极有效。临床如配以妇科、还巢二穴，其疗效会更佳。

第六章　六六部位（足掌部）

火硬穴

部位： 在第一跖骨与第二跖骨之间，距离跖骨与趾骨关节5分位置处。

解剖： 心脏支神经。

（血管）有足背静脉网，及第一跖背侧动脉。

（神经）腓深神经的跖背神经分为趾背神经的分歧处。

（肌肉）伸蹬长肌肌腱外缘与蚓状肌、骨间肌。

主治： 惊悸、头晕、胎衣不下、骨骼胀大、下颏痛（张口不灵）、子宫炎、子宫肌瘤等病症。

取穴： 在第一跖骨与第二跖骨之间，距离跖骨与趾骨关节5分位置处取穴。

指法： 指按、指压或用硬物点按刺激7至15分钟。

针刺： 入针5分至1寸深。

说明及发挥： 火硬穴位于肝经之行间穴后5分位置。肝主筋，治疗下颌疼痛、张口不灵有甚效；肝主风，治疗头晕亦有甚效。

本穴位于足厥阴肝经，肝经环绕阴部与妇科病症有关，针此穴治疗子宫肌瘤以及多种妇科病症都有效。孕妇禁灸、禁针。

火主穴

部位： 在火硬穴上1寸位置处。

解剖： 心脏支神经。

（血管）有足背静脉网与第一跖背侧动脉。

（神经）腓深神经的跖背神经分为趾背神经的分歧处。

（肌肉）伸蹬长肌肌腱外缘与蚓状肌、骨间肌。

主治： 难产、子宫炎、子宫瘤、骨骼胀大、心脏病而引起之头痛、肝病、胃病、神经衰弱、心肌麻痹、手脚痛等病症。

取穴： 在第一跖骨与第二跖骨连接部之直前陷中取穴，即距火硬穴后1寸位置处取穴。

指法： 指按、指压或用硬物点按刺激7至15分钟。

针刺： 入针5分至1寸5分深。

说明及发挥： 火主穴位置在肝经之太冲穴后之骨陷中。太冲穴古诀认为能治疗喉痛（因肝经上入经过喉咙），本穴效果更胜一筹。太冲穴古诀认为能治疗口眼歪斜，本穴效果更佳。

本穴与火硬穴配合用，治疗妇科病症颇有效。本穴治疗子宫炎、子宫肌瘤与火硬穴效果相同。因肝经环绕阴部，火硬、火主两穴夹太冲（肚之俞原），故本穴治疗阴部疼痛及妇科之病都有显效。

本穴治手脚痛，配以灵骨穴，作用较开四关（合谷穴、太冲穴合起来一起用叫开四关）效果会更好。孕妇禁灸、禁针。

门金穴

部位： 在第二跖骨与第三跖骨连接部之直前陷中位置处。

解剖： 趾背神经、十二指肠神经、胃之支神经。

（肌肉）在第二趾骨间隙中，即骨间肌及蚓状肌。

（血管）足背静脉网。

（神经）布有足背内侧皮神经，第二支本干。

主治： 肠炎、胃炎、腹部发胀及腹痛、盲肠炎、月经经期前后疼痛等病症。

取穴： 在第二跖骨与第三跖骨连接部之直前陷凹中位置，与火主穴并列。

指法： 指按、指压或用硬物点按刺激 7 至 15 分钟。

针刺： 入针 1 寸至寸 5 分深。

说明及发挥： 门金穴为治疗肠胃炎的特效要穴。诸种腹胀、腹泻，针之都有特效。

本穴治太阳穴之偏头痛以及鼻塞、经期疼痛亦极具特效。

本穴治上述各病，若与内庭穴倒马并用疗效更佳，配以内庭穴倒马可治脱肛等病症。

木斗穴

部位： 在第三跖骨与第四跖骨连接部之间，距离跖骨与趾骨关节 5 分位置处。

解剖： 脾神经，肝神经。

（肌肉）有蚓状肌与骨间肌。

（血管）足背侧固有动脉与静脉网。

（神经）足背侧神经。

主治： 肥胖病、脾肿大（硬块）、消化不良、肝病、疲劳、胆病、小儿麻痹等病症。

取穴： 在第三跖骨与第四跖骨之间，距离跖骨与趾骨关节 5 分位置处取穴。

指法： 指按、指压或用硬物点按刺激 7 至 15 分钟。

针刺： 入针 5 分至 1 寸深。

说明及发挥： 木斗穴位于足第三、第四趾之间，胃经支脉行于此，阳明经多气多血，此穴调理气血的作用甚强。又基于少阳以及阳明经脉之间，治疗肝脾两脏的病症为主，有甚效。本穴亦常用治慢性肝炎、肝硬化。

木留穴

部位： 在第三跖骨与第四跖骨连接部之直前陷凹中，即跖骨与趾骨关节 1 寸 5 分位置处。

解剖： 肝神经、脾神经。

（肌肉）有蚓状肌与骨间肌。

（血管）足背侧固有动脉与静脉网。

（神经）足背侧神经。

主治： 半身不遂、白细胞症、脾肿大、消化不良、肝病、疲劳、胆病、小儿麻痹等病症。

取穴： 在第三跖骨与第四跖骨连接部之直前陷凹中，距离木斗穴后 1 寸位置处取穴。

指法： 指按、指压或用硬物点按刺激 7 至 15 分钟。

针刺：入针 1 寸或 1 寸 5 分深。

说明及发挥：木留穴与木斗二穴常以倒马针并用，除治上述各病外，治疗以下各病亦极有效。本穴组调理气血、治全身麻木颇有甚效。

木留穴单独也可治疗中指、无名指疼痛及伸屈不灵，还可治疗落枕及肩背痛。

木留穴配以三重穴又可以治疗三叉神经痛、耳痛、舌强言语困难等病症。

六完穴

部位：在第四跖骨与第五跖骨之间，距离跖骨与趾骨关节 5 分位置处。

解剖：肺之分支神经，肾之支神经。

（肌肉）即第四、第五跖骨缝间之蚓状肌及骨间肌。

（血管）足背动静脉网。

（神经）足背神经。

主治：止血（包括跌伤、刀伤出血或打针血流不止）、偏头痛、耳聋等病症。

取穴：在第四跖骨与第五跖骨之间，距离跖骨与趾骨关节 5 分位置处取穴。

指法：指按、指压或用硬物点按刺激 7 至 15 分钟。

针刺：入针 5 分深。

说明及发挥：六完穴位于胆经之侠溪穴后 5 分处，治疗胆经之眩晕、偏头痛、耳鸣等有显著效果。对于哮喘、肺病、痰多、体弱者均禁用此穴。

水曲穴

部位：在第四跖骨与第五跖骨之间，距六完穴后 1 寸位置处。

解剖：肾之支神经，肺之分支神经。

（肌肉）即第四、第五跖骨缝间之蚓状肌及骨间肌。

（血管）足背动脉与静脉网。

（神经）足背神经。

主治：腰痛、四肢浮肿、腹胀、颈项神经痛、妇科子宫疾病、坐骨神经痛、周身串痛等病症。

取穴：在第四跖骨与第五跖骨之间，距六完穴 1 寸处取穴。

指法：指按、指压或用硬物点按刺激 7 至 15 分钟。

针刺：入针 5 分至 1 寸深。

说明及发挥：水曲穴在第四、第五趾骨间陷中，应是临泣穴。治疗耳鸣、眼痒、手腕无力疗效甚好。本穴亦能治全身骨痛、神经痛，还能治疗肩痛、腿筋紧及肌肉萎缩、肌肉麻木。

本穴与临泣穴相符，祛风的作用甚好。

火连穴

部位： 在第一跖骨的内侧，距离趾骨与跖骨关节后 1 寸 5 分位置处。

解剖： 心之分支神经，肾之副支神经。

（肌肉）在足内侧的第一跖骨小头的后下方，在外展蹈肌中。

（血管）有足背静脉网、足底内侧动脉及附内侧动脉的分支。

（神经）布有隐神经与腓浅神经的吻合支。

主治： 高血压引起的头晕眼昏、心悸、心脏衰弱、脑膜炎等病症。

取穴： 在第一跖骨的内侧，即距离趾骨与跖骨关节 1 寸 5 分位置处取穴。

指法： 指按、指压或用硬物点按刺激 7 至 15 分钟。

针刺： 入针 5 至 8 分深。

说明及发挥： 火连穴位置与脾经之太白穴位置相符。本穴名火连，与心有关，并能如黄连之清火，故得名火连。

本穴治前头痛、眉棱骨痛疗效甚佳。本穴有交通心肾的作用。孕妇禁针。

火菊穴

部位： 在火连穴后 1 寸位置处。

解剖：心之分支神经，肾之副支神经。

（肌肉）在足内侧的第一跖骨小头的后下方，外展蹋肌中。

（血管）足背动脉与静脉网，足底内侧动脉及附内侧动脉的分支。

（神经）布有隐神经与腓浅神经的吻合支。

主治：手发麻、心悸、头晕、脚痛、高血压、头脑涨、眼晕花、眼压过高引起的眼皮发酸、颈项扭转不灵、脑膜炎等病症。

取穴：在第一跖骨的内侧，在火连穴后1寸位置处取穴。

指法：指按、指压或用硬物点按刺激7至15分钟。

针刺：入针5分至1寸深。

说明及发挥：上述火连、火菊穴二穴均宜单脚取穴，孕妇禁针。

火菊穴位置与脾经之公孙穴位置相符，治疗上述各症确有特效。为董氏临床常用要穴。治前头痛、眉棱骨痛尤为常用。本穴有交通心肾的作用，所治之症多为水不济火、火亢之症。

本组穴位加取然谷穴治疗脑瘤、脑膜炎亦有一定疗效。针治头部病可针更深，效果尤佳。

火散穴

部位：在火菊穴后1寸位置处。

解剖：心之分支神经，肾之副神经，六腑副神经。

（肌肉）在足内侧的第一跖骨小头的后下方，在外展蹬肌中。

（血管）足背动脉与静脉网，足底内侧动脉及附内侧动脉的分支。

（神经）布有隐神经与腓浅神经的吻合支。

主治： 头痛、脑涨、眼角痛、肾亏、头晕、眼花、腰酸、背痛、脑膜炎等病症。

取穴： 在第一跖骨的内侧，距离火菊穴后1寸位置处取穴。

指法： 指按、指压或用硬物点按刺激7至15分钟。

针刺： 入针5至8分深。

说明及发挥： 火连、火菊、火散3穴可同时下针，主治上述脑瘤、脑膜炎。还治神经衰弱，但注意单脚取穴，双脚不可同时下针，孕妇禁针（按：此为董氏原著，仅作参考）。

火散穴邻近肾经之然谷穴，为肾经所过，可治腰肾之病。

水相穴

部位： 在内踝骨直后2寸位置，跟筋前缘陷处位置处。

解剖： 肾之支神经，脑神经。

（血管）在内踝与跟腱之间，前方有胫后动、静脉。

（神经）布有小腿内侧皮神经，当胫神经经过处。

主治： 肾脏炎、四肢水肿、肾亏而引起腰痛、脊椎骨痛、妇科产后风、白内障等病症。

取穴： 在跟筋前缘陷处, 内踝骨尖之直后 2 寸位置处取穴。

指法： 指按、指压或用硬物点按刺激 7 至 15 分钟。

针刺： 入针 3 至 5 分深。

说明及发挥： 水相穴位置与肾经之太溪穴位置邻近, 常以治疗肾病及脑病为主。

本穴较太溪穴更切近跟筋（阿基里斯腱）, 因为筋肝相应, 当然肝、肾都可以治。

水仙穴

部位： 在内踝骨直后之下 2 寸, 在跟筋前缘陷处位置。

解剖： 肾之支神经, 脑神经。

（肌肉）即跟腱前缘, 屈踇长肌后缘, 屈肌支持带深层。

（血管）内踝动脉与静脉。

（神经）胫骨神经及内跖神经。

主治： 肾脏炎、四肢水肿、肾亏而引起腰痛、脊椎骨痛、妇科产后风、白内障等病症。

取穴： 在水相穴直下的 2 寸位置处取穴。

指法： 指按、指压或用硬物点按刺激 7 至 15 分钟。

针刺： 入针 5 分深。

说明及发挥： 水仙穴位于水相穴下 2 寸位置处。常与水相穴倒马并用, 治疗肾亏等疾病。

水晶穴

部位： 在内踝尖直下 2 寸位置处。

解剖： 子宫神经。

（肌肉）即跟腱前缘，屈踇长肌后缘，屈肌支持带深层。

（血管）内踝动脉与静脉。

（神经）胫骨神经及内跖神经。

主治： 子宫炎、子宫胀、子宫瘤、小腹气肿胀闷等病症。

取穴： 在内踝尖直下 2 寸位置处取穴。

指法： 指按、指压或用硬物点按刺激 7 至 15 分钟。

针刺： 贴骨针 5 分至 1 寸深。

说明及发挥： 水晶穴在内踝尖直下 2 寸位置，又在肾经上，治疗妇科子宫病及妇科小腹胀疗效甚好。

花骨一穴

部位： 在足底第一跖骨与第二跖骨之间位置。

解剖： 脾、肺、肾神经。

（肌肉）第一与第二跖骨间的屈趾肌腱之间。

（血管）即足背与跖侧动、静脉的血管网。

（神经）内跖神经趾支。

主治： 沙眼、眼角红、眼皮炎、眼迎风流泪、怕光、眉棱骨胀痛等病症。

取穴： 在足底第一跖骨与第二跖骨之间，距离趾间叉口5分位置是1穴，又5分位置是1穴，再5分位置是1穴，再8分位置是1穴，共计有4穴位。

指法： 指按、指压或用硬物点按刺激7至15分钟。

针刺： 入针5分至1寸深。

说明及发挥： 花骨一穴由4个单穴而组成，临床经验任取2穴应用，就有很好的疗效。治疗迎风流泪有特别的疗效。

花骨二穴

部位： 在足底第二跖骨与第三跖骨之间位置处。

解剖： 脾之神经。

（肌肉）第二跖骨与第三跖骨间之屈趾肌腱之间。

（血管）足背与跖侧动脉与静脉的血管网。

（神经）内跖神经之趾支。

主治： 手指无力、手臂痛等病症。

取穴： 在足底第二跖骨与第三跖骨之间，距离趾间叉口1寸位置处是1穴，又5分位置处是1穴，共计有2穴位。

指法： 指按、指压或用硬物点按刺激7至15分钟。

针刺： 入针5分至1寸深。

说明及发挥： 花骨二穴由2穴组成，后穴与陷谷穴相对，前穴则在陷谷前五分（即陷谷穴与内庭穴之间）。花骨二穴尚能治疗手臂不举，甚有效。

花骨三穴

部位：在足底第三跖骨与第四跖骨之间位置处。

解剖：脾之神经。

（肌肉）第三跖骨与第四跖骨间之屈趾肌腱之间。

（血管）足背与跖侧动脉与静脉的血管网。

（神经）内跖神经之趾支。

主治：腰痛、坐骨神经痛、脊椎骨痛等病症。

取穴：在足底第三跖骨与第四跖骨之间，距离趾间叉口 2 寸位置处取穴。

指法：指按、指压或用硬物点按刺激 7 至 15 分钟。

针刺：入针 5 分至 1 寸深。

说明及发挥：花骨三穴除治疗上述病症外，亦能治疗白眼发赤。

花骨四穴

部位：在足底第四跖骨与第五跖骨之间位置处。

解剖：肺之神经。

（肌肉）第四跖骨与第五跖骨间之屈趾肌腱之间。

（血管）足背与跖侧动脉与静脉的血管网。

（神经）外跖神经之趾支。

主治： 小腹痛、胃痛、脊椎骨痛、坐骨神经痛等病症。

取穴： 在足底第四跖骨与第五跖骨之间，距离趾间叉口1寸5分位置处取穴。

指法： 指按、指压或用硬物点按刺激7至15分钟。

针刺： 入针5分至1寸深。

说明及发挥： 花骨四穴与足少阳胆经的地五会穴相对。本穴亦可以治疗手脚发麻。

第七章　七七部位（小腿部）

正筋穴

部位： 在足后跟筋中央上，距离足底3寸5分深。

解剖： 脊椎骨总神经，脑之总神经。

（肌肉）跟腱上外踝后动脉，屈踇长肌肌腱之间。

（血管）血液支配为腓骨动脉与后胫骨动脉的联合网络。

（神经）胫神经位于其内侧。

主治：脊椎骨闪痛、腰脊椎痛、颈项筋痛、脑骨胀大、脑积水、颈项扭转不灵等病症。

取穴：当足后跟筋之正中央上,距足底 3 寸 5 分取穴。

指法：指按、指压或用硬物点按刺激 7 至 15 分钟。

针刺：入针 5 至 8 分深（针透过筋效力尤佳）,体壮者可坐姿扎,体弱者应侧卧扎。

说明及发挥：正筋穴针入跟腱或脚筋（阿基利斯腱）,以筋治筋甚效。

本穴作用实属肾之功能,当然能补肾又上脑（后头）,治疗头部疾病。

正宗穴

部位：在正筋穴上 2 寸位置处。

解剖：脊椎骨总神经,脑之总神经。

（肌肉）跟腱上外踝后动脉,屈踇长肌肌腱之间。

（血管）血液支配腓骨动脉与后胫骨动脉的联合网络。

（神经）胫神经位于其内侧。

主治：脊椎骨闪痛、腰脊椎痛、颈项筋痛、脑骨胀大、脑积水、颈项扭转不灵等病症。

取穴：在足后跟筋之正中央上距正筋穴上 2 寸处取穴。

指法：指按、指压或用硬物点按刺激 7 至 15 分钟。

针刺： 入针 5 至 8 分深（针透过筋效力尤佳），体壮者可坐姿扎，体弱者应侧卧扎。

说明及发挥： 正筋穴与正宗穴配合应用对于脑震荡、小儿麻痹后遗症疗效确切而迅速。

就经络言，膀胱经行经颈项，又就"以筋治筋"（尝见正筋穴位之大筋割断者，头颈立刻歪垂）而言，可见其间颇有关联，故以此二穴倒马治疗颈项强硬或疼痛，效果极佳。

又闪腰岔气较重者，在委中穴点刺后（一般轻证经点刺后即觉轻松，而不必再针他穴），加针正筋、正宗两穴，尤能助其速愈。本穴组治疗脑震荡亦颇有效。

正士穴

部位： 在正宗穴上 2 寸位置处。

解剖： 肺之分支神经，脊椎骨总神经。

（肌肉）即跟腱上外踝后动脉，屈踇长肌肌腱之间。

（血管）血液支配腓骨动脉与后胫骨动脉的联合网络。

（神经）胫神经位于其内侧。

主治： 肩背痛、腰痛、坐骨神经痛、闪腰岔气等病症。

取穴： 在足后跟筋的正中央上，距离正宗穴上 2 寸位置处取穴。

指法： 指按、指压或用硬物点按刺激 7 至 15 分钟。

针刺： 入针 5 分至 1 寸深。

说明及发挥： 正士穴常与搏球穴倒马并用，治疗背痛极有效。也可与正宗穴及正筋穴并用成大倒马，加强治疗颈、腰脊痛有特效。

本穴为膀胱经所过，治疗腰痛、坐骨神经痛有效。

搏球穴

部位： 在正士穴上 2 寸 5 分位置处。

解剖： 心之分支神经，肺之副神经。

（肌肉）即腓肠肌肌腱与肌腹交界下端。

（血管）有小隐静脉，深层为胫后动脉与静脉。

（神经）布有腓肠内侧皮之神经，深层为胫神经。

主治： 腿转筋、霍乱、腰酸背痛、鼻出血、腓肠肌痉挛等病症。

取穴： 平卧，脚跟用软垫垫高，在下腿后侧即正士穴直上 2 寸 5 分，即腓肠肌的下缘位置处取穴。

指法： 指按、指压或用硬物点按刺激 7 至 15 分钟。

针刺： 入针 1 至 2 寸深。

说明及发挥： 搏球穴位于膀胱经所行，能治腰酸背痛。

本穴因邻近承山穴，治疗腿抽筋亦极有效。与承山穴倒马并用，疗效更佳。

本穴与四花中穴配用，主治霍乱转筋及肾亏。

本穴与正士穴合用相倒马治疗背痛（膏肓穴附近疼痛尤佳）。

若久病入络，在患侧搏球至正士一带寻青筋点刺出血，立见效。

一重穴

部位： 在外踝骨尖直上 3 寸向前横开 1 寸位置处。

解剖： 心之分支神经，肺之分支神经，脾之主神经。

（肌肉）即腓骨短肌和伸趾长肌分歧部。

（血管）有胫前动脉与静脉分支。

（神经）即腓浅神经处。

主治： 甲状腺肿大、眼球突出、扁桃腺炎、口歪眼斜（面神经麻痹、瘫痪）、偏头痛、痞块、肝病、脑瘤、脑膜炎、脾肿大、脾脏炎等病症。

取穴： 在外踝尖直上 3 寸，向前横开 1 寸位置处取穴。

指法： 指按、指压或用硬物点按刺激 7 至 15 分钟。

针刺： 入针 1 至 2 寸深。

说明及发挥： 一重穴位置在悬钟穴向前，即阳明经方向横开 1 寸处。

二重穴

部位： 在一重穴上 2 寸位置处。

解剖： 心之分支神经, 肺之分支神经, 脾之主神经。

（肌肉）即腓骨短肌和伸趾长肌分歧部。

（血管）有胫前动脉与静脉分支。

（神经）在腓浅神经处。

主治： 甲状腺肿大、眼球突出、扁桃腺炎、口歪眼斜（面神经麻痹）、偏头痛、痞块、肝病、脑瘤、脑膜炎、脾肿大、脾脏炎等病症。

取穴： 在一重穴直上 2 寸位置处取穴。

指法： 指按、指压或用硬物点按刺激 7 至 15 分钟。

针刺： 入针 1 至 2 寸深。

说明及发挥： 二重穴治疗与一重穴功效相同。

三重穴

部位： 在二重穴直上 2 寸位置处。

解剖： 心之分支神经, 肺之分支神经, 脾之主神经。

（肌肉）即腓骨短肌和伸趾长肌分歧处。

（血管）有胫前动脉与静脉分支。

（神经）在腓浅神经处。

主治： 甲状腺肿大、眼球突出、扁桃腺炎、口歪眼斜（面神经麻痹）、偏头痛、痞块、肝病、脑瘤、脑膜炎、脾肿大、脾脏炎等病症。

取穴： 在二重穴直上 2 寸位置处取穴。

指法： 指按、指压或用硬物点按刺激 7 至 15 分钟。

针刺： 入针 1 至 2 寸深。

说明及发挥： 一重穴、二重穴、三重穴三针同下（即所谓倒马针），为治上述各症特效针。此三针同下，还可治疗脾发炎、脾肿大、脾硬化（脾疾病用针以右边为主）、乳腺炎、乳痛、乳房小叶增生、甲状腺肿大等症，极有效。

本穴有活脑部血液循环以及祛风化痰的功效，治疗卒中（中风）后遗症、脑震荡后遗症及脑性麻痹均有极好的功效。

本穴治疗偏头痛、三叉神经痛、面神经麻痹、睡中咬牙以及肩臂手腕痛亦有殊效，皆与祛风化痰有关。本穴在少阳胆经（主风）、胃经（主痰）之间，主治风痰之症。

一重、二重、三重三穴位在少阳（胆）经、阳明（胃）经之间，治疗少阳、阳明两经合并之病症（如颜面神经麻痹）有甚效。

四花上穴

部位： 在外膝眼下 3 寸，胫骨外缘的位置处。

解剖： 肺支神经，心支神经。

（肌肉）即胫骨前肌、伸趾长肌之间。

（血管）有胫前动脉与静脉。

（神经）腓肠外侧皮神经及隐神经的皮支分布处，深层正当腓深神经。

主治：哮喘、牙痛、心悸、口内生瘤、头晕、心脏病、转筋霍乱、十二指肠溃疡等病症。

取穴：在外膝眼的下方 3 寸，即前胫骨肌与长总趾肌起始部之间陷中位置处取穴。

指法：指按、指压或用硬物点按刺激 7 至 15 分钟。

针刺：入针 2 至 3 寸深。

说明及发挥：四花上穴在胃经上与足三里穴平行，治疗喘病甚效。本穴针 2 寸深治疗哮喘，针 3 寸深治疗心脏病，极佳。本穴配以搏球穴治疗转筋霍乱，且须针 3 寸深。

胃与包络通，有强心作用，治疗心脏病甚效，点刺治疗年久胃病、胃溃疡等症亦有极效。一般胃痛点刺后可立止疼痛，年久胃病更可加速治愈。

四花中穴

部位：四花上穴直下 4 寸 5 分位置处。

解剖：心之分支神经，肺之支神经，心脏之支神经，六腑之副神经。

（肌肉）即胫骨前肌中。

（血管）有胫前动脉与静脉。

（神经）腓肠外侧皮神经及隐神经的皮支分布处，深层正当腓深神经。

主治： 哮喘、眼球病、结膜炎、心脏病、心脏血管硬化（心两侧痛）、心脏麻痹（心闷难过、坐卧不安）、急性胃肠炎、骨头肿胀、肺气肿等病症。

取穴： 在四花上穴直下4寸5分位置处取穴。

指法： 指按、指压或用硬物点按刺激7至15分钟。

针刺： 三棱针出血治疗心脏血管硬化、急性胃痛、肠炎、胸部发闷、肋膜炎。用毫针，针2至3寸深，治疗哮喘、眼球痛。

说明及发挥： 四花中穴在胃经上，在上巨虚（大肠经下合穴）与下巨虚（小肠经下合穴）之间，在小腿的中点，当然调理肠胃作用甚效。

此外，以三棱针治疗肺积水、肺结核、肺瘤、肺气肿等病亦有效验。

用毫针治疗肩胛痛、肘弯痛、食指痛亦有极效，唯治法与他穴不同，以采用患侧同侧之穴位为主。

四花副穴

部位： 在四花中穴直下2寸5分位置处。

解剖： 心之分支神经，肺之支神经，心脏之支神经，六腑之副神经。

（肌肉）即胫骨前肌中。

（血管）有胫前动脉与静脉。

（神经）腓肠外侧皮神经及隐神经的皮支分布处，深层正当腓深神经。

主治： 哮喘、眼球病、心肌炎、心脏血管硬化（心两侧痛）、心闷难过、心脏麻痹（坐卧不安）、急性胃肠炎、骨头肿胀、肺气肿等病症。

取穴： 在四花中穴直下 2 寸 5 分位置处取穴。

指法： 指按、指压或用硬物点按刺激 7 至 15 分钟。

针刺： 三棱针出血。

说明及发挥： 四花副穴与四花中穴配合使用，治疗以上诸症，立即见效；但扎针时应对正血管（不论在穴之左右），以能见黑血为准。点刺不必拘泥穴位，在四花中穴至四花副穴附近之青筋上点刺，出血即见效果。

本穴为四花穴中的加强穴，主治略同，治疗心脏血管硬化、心肌麻痹、急性胃痛、肠胃炎。

四花下穴

部位： 在四花副穴直下 2 寸 5 分位置处。

解剖： 六腑神经，肺之副神经，肾之副神经。

（肌肉）即胫骨前肌与趾长伸肌之间，深层为伸踇长肌。

（血管）有胫前动脉与静脉。

（神经）布有腓浅神经分支，深层当腓深神经处。

主治： 肠炎、腹胀、胃痛、浮肿、睡中咬牙、眼球病、哮喘、急性胃肠炎、肺气肿等病症。

取穴： 在四花副穴直下2寸5分位置处取穴。

指法： 指按、指压或用硬物点按刺激7至15分钟。

针刺： 入针1至2寸深。

说明及发挥： 四花下穴位在胃经上，所治之病多系胃肠病，腑肠穴亦在胃经上，主治亦同，但两针通常配合应用。

两针并用，亦称削骨针（紧贴胫骨进针），能治骨骼胀大（骨刺）。

腑肠穴

部位： 在四花下穴直上1寸5分位置处。

解剖： 六腑神经，肺之副神经，肾之副神经，心脏之副神经。

（肌肉）即胫骨前肌与趾长伸肌之间，深层为伸蹈长肌。

（血管）有胫前动脉与静脉。

（神经）布有腓浅神经分支，深层当腓深神经处。

主治： 肠炎、腹胀、胃痛、浮肿、睡中咬牙等病症。

取穴： 在四花下穴直上1寸5分位置处取穴。

指法： 指按、指压或用硬物点按刺激7至15分钟。

针刺： 入针5分至1寸深。

说明及发挥： 腑肠穴在胃经上，主治疗肠胃病，睡中咬牙亦多系胃热之症。

本穴通常为四花下穴之配穴，效力迅速，但不单独用针。贴骨进针治疗骨刺。

四花里穴

部位： 在四花中穴向里横开 1 寸 2 分，即胫骨之外缘的位置。

解剖： 心之支神经，肺之区支神经。

（肌肉）即胫骨前肌中。

（血管）有胫前动脉与静脉。

（神经）腓肠外侧皮神经及隐神经的皮支分布处，深层正当腓深神经。

主治： 肠胃病、心脏病、心悸、心脏停搏、转筋霍乱（呕吐）等病症。

取穴： 在四花中穴向里横开 1 寸 2 分，至胫骨的外缘位置处取穴。

指法： 指按、指压或用硬物点按刺激 7 至 15 分钟。

针刺： 入针 1 寸 5 分至 2 寸深。

说明及发挥： 四花里穴点刺出血治上述病变效果更佳，须避开骨头。点刺出血尚能治变形性膝关节炎（膝关节骨刺）。

四花外穴

部位： 在四花中穴向外横开 1 寸 5 分位置处。

解剖： 肺之支神经, 六腑神经。

（肌肉）即胫骨前肌中。

（血管）有胫前动脉与静脉。

（神经）腓肠外侧皮神经及隐神经的皮支分布处, 深层正当腓深神经。

主治： 急性肠胃炎、牙痛、偏头痛、面神经麻痹、肋膜痛等病症。

取穴： 在四花中穴向外横开 1 寸 5 分位置处取穴。

指法： 指按、指压或用硬物点按刺激 7 至 15 分钟。

针刺： 入针 1 寸至 1 寸 5 分深。

说明及发挥： 四花外穴亦为极重要点刺穴位, 除上述各病外, 对于侧身各种病变更有特效。本穴青筋点刺出血, 治疗哮喘、坐骨神经痛、肩臂痛、耳痛、慢性鼻炎、头痛、高血压有效。

上唇穴

部位： 即膝盖下缘位置处。

解剖： 经外奇穴。

（肌肉）髌韧带及关节囊。

（神经）隐神经髌下支。

（血管）大隐静脉及膝动脉网。

主治： 唇痛、白口症等口腔病症。

取穴： 在膝盖正中央下缘与髌骨韧带上位置处取穴。

指法： 指按、指压或用硬物点按刺激 7 至 15 分钟。

针刺： 用三棱针点刺出黑血。

说明及发挥： 上唇穴在小腿上缘犊鼻穴旁及略下，全息对应即在鼻唇一带。本穴在胃经旁边，胃经绕口一周，治疗口唇部疾病甚效。

下唇穴

部位： 即膝盖下缘约 1 寸位置处。

解剖： 经外奇穴。

（肌肉）髌韧带及关节囊。

（神经）隐神经髌下支。

（血管）大隐静脉及膝动脉网。

主治： 唇痛、白口症等口腔病症。

取穴： 在膝盖下缘约 1 寸位置处取穴。

指法： 指按、指压或用硬物点按刺激 7 至 15 分钟。

针刺： 用三棱针点刺出黑血。

说明及发挥： 上唇、下唇两穴均以点刺为主，主治口唇部病证。治疗口腔炎亦有效。

天皇穴

部位： 即胫骨头的内侧陷中，距膝关节 2 寸 5 分位置处。

解剖： 肾之神经，六腑神经，心之分支神经。

（肌肉）即胫骨内踝下缘，与胫骨后缘和腓肠肌之间，比目鱼肌起点上方。

（血管）前方有大隐静脉及膝最上动脉，最深层有胫后动脉与静脉。

（神经）布有小腿内侧皮神经本干，最深层有胫神经。

主治： 胃酸过多、反胃（倒食病）、肾脏炎、糖尿病、蛋白尿等病症。

取穴： 在膝下内辅骨下陷中，胫骨头的内侧，距离膝关节 1 寸 5 分位置处取穴。

指法： 指按、指压或用硬物点按刺激 7 至 15 分钟。

针刺： 入针 5 分至 1 寸深。

说明及发挥： 天皇穴即脾经之阴陵泉穴，除治疗上述病症外，董氏还用以治疗心脏病、高血压、心脏病所引起之头晕头痛、臂痛、失眠等症。

本穴还可治疗项部及胸脊强紧。配天皇副穴治倒食病、胃酸过多。不宜灸，孕妇禁针。

天皇副穴（肾关）

部位： 即天皇穴直下 1 寸 5 分位置处。

解剖： 六腑神经。

（肌肉）即胫骨后缘与比目鱼肌之间。

（血管）前方有大隐静脉，及膝最上动脉的末支，深层有胫后动脉与静脉。

（神经）布有小腿内侧皮神经，深层后方有胫神经。

主治： 胃酸过多、倒食症、眼球歪斜、散光、贫血、癫痫、神经痛、眉棱骨痛、鼻骨痛、头晕、坐骨神经痛等病症。

取穴： 在天皇穴直下 1 寸 5 分，即胫骨的内侧位置处取穴。

指法： 指按、指压或用硬物点按刺激 7 至 15 分钟。

针刺： 入针 1 至 2 寸深。

说明及发挥： 天皇副穴又名肾关穴，为补肾要穴，除治疗上述病症外，对于肾亏所引起之坐骨神经痛、背痛、头痛、腰酸亦有显效。另外治疗两手发麻或疼痛、肩臂痛及肩臂不举（五十肩或肩周炎），尤为特效。针后令其活动手指或抬举肩臂，可立见奇效。本穴有补肾摄精健脾和胃作用，透过脾与小肠通，治疗五十肩有特效。

治疗胃酸过多、倒食症即胃酸逆流，本穴与天皇穴倒马并用，疗效尤高。下针 2 寸有补肾治疗阳痿、早泄的功效。

本穴治疗多尿与夜尿极特效。配以复溜穴治眼球外斜及飞蚊症极有效。

本穴直刺治疗胸口闷、胸口痛、强心，斜刺治疗眉棱骨痛、前头痛，补肾。

地皇穴

部位： 在胫骨的内侧，距离内踝骨 7 寸位置处。

解剖： 肾之神经。

（肌肉）即胫骨后缘与比目鱼肌之间，深层有屈趾长肌。

（血管）有大隐静脉，深层有胫后动脉与静脉。

（神经）布有小腿内侧皮神经，深层后方有胫神经。

主治： 肾脏炎、四肢浮肿、糖尿病、淋病、阳痿、早泄、遗精、滑精、梦遗、蛋白尿、小便出血、子宫瘤、月经不调、肾亏、腰痛等病症。

取穴： 在胫骨的内侧后缘，距离内踝上 7 寸位置处取穴。

指法： 指按、指压或用硬物点按刺激 7 至 15 分钟。

针刺： 针与脚成 45°扎入，入针 1 寸至 1 寸 8 分深。

说明及发挥： 地皇穴与肾关、人皇二穴合称下三皇，配以通肾、通背为治疗肾虚、肾炎、糖尿病之特效穴。

本穴在脾经上，作用于肾，脾肾双补，主治脾肾两虚之症。孕妇禁针。

四肢穴

部位： 在胫骨的内侧，内踝上 4 寸位置处。

解剖： 心之支神经，四肢神经，肾之分支神经。

（肌肉）即胫骨后缘与比目鱼肌之间，深层有屈趾长肌。

（血管）有大隐静脉，及胫后动脉与静脉。

（神经）布有小腿内侧皮神经，及深层后方有胫神经。

主治： 四肢痛、颈项痛、糖尿病等病症。

取穴： 在胫骨的内侧后缘，距离内踝上 4 寸位置处取穴。

指法： 指按、指压或用硬物点按刺激 7 至 15 分钟。

针刺： 入针 5 分至 1 寸 5 分深。

说明及发挥： 四肢穴配肾关穴治肘痛、肩痛甚有效。

本穴在脾经上，作用于肾，亦主脾肾双补。孕妇禁针。

人皇穴

部位： 在胫骨的内侧后缘，距离内踝上 3 寸位置处。

解剖： 肾之分支神经。

（肌肉）即胫骨后缘与比目鱼肌之间，深层有屈趾长肌。

（血管）有大隐静脉，及胫后动脉与静脉。

（神经）布有小腿内侧皮神经，及深层后方有胫神经。

主治： 淋病、阳痿、早泄、遗精、滑精、腰脊椎骨痛、脖子痛、头晕、手麻、糖尿病、小便出血、肾脏炎、肾亏腰痛等病症。

取穴： 在胫骨的内侧后缘，距离内踝上 3 寸位置处取穴。

指法： 指按、指压或用硬物点按刺激 7 至 15 分钟。

针刺： 入针 1 寸至 2 寸 5 分深。

说明及发挥： 人皇穴即脾经之三阴交穴，由于其健脾化湿、疏肝益肾功效较强，故治疗上述生殖、泌尿系统疾病颇有效。

本穴配合地皇、肾关二穴同用，合称下三皇穴。三皇穴为补肾要穴，举凡肾亏所致之各种病变皆有疗效。三皇穴并用治疗消化系统病及妇科疾病疗效甚佳。三皇穴治疗神经衰弱效果亦佳。孕妇禁针。

侧三里穴

部位： 在四花上穴向外横开 1 寸 5 分位置处。

解剖： 肺之分支神经，牙神经。

（肌肉）即腓骨小头前下方，腓骨长短肌中。

（血管）有膝下外侧动脉与静脉。

（神经）在腓总神经合为腓浅及腓深神经处。

主治： 牙痛、三叉神经痛、面部麻痹、偏头痛等病症。

取穴： 在胫骨前缘，即四花上穴向外横开 1 寸 5 分位置处取穴。

指法： 指按、指压或用硬物点按刺激 7 至 15 分钟。

针刺： 入针 5 分至 1 寸深。

说明及发挥： 侧三里穴与侧下三里穴同时取用，但应单足取穴，治左取右穴，治右取左穴。

侧下三里穴

部位： 在侧三里穴直下 2 寸位置处。

解剖： 肺之分支神经，牙神经。

（肌肉）即腓骨小头前下方，腓骨长短肌中。

（血管）有膝下外侧动脉与静脉。

（神经）在腓总神经合为腓浅及腓深神经处。

主治： 牙痛、三叉神经痛、面部麻痹、偏头痛等病症。

取穴： 在腓骨前缘，即侧三里穴直下 2 寸位置处取穴。

指法： 指按、指压或用硬物点按刺激 7 至 15 分钟。

针刺： 入针 5 分至 1 寸深。

说明及发挥： 侧三里穴与侧下三里穴除治上述症状外，治疗偏头痛、三叉神经痛，尤有特效。治疗手腕扭伤疼痛，效果亦极佳。

此二穴治疗脚跟痛不能着地，效果亦佳。

足千金穴

部位： 在侧下三里穴外（后）开 5 分，再直下 2 寸位置处。

解剖： 肺之支神经，肾之分支神经，喉侧（甲状腺）神经。

（肌肉）即胫骨前肌中。

（血管）有胫前动脉与静脉。

（神经）腓肠外侧皮神经及隐神经的皮支分布处，及深层正当腓深神经。

主治： 急性肠炎、鱼骨刺住喉管、肩及背痛、喉咙生疮、喉炎（火蛾病）、扁桃腺炎、甲状腺肿等病症。

取穴： 在腓骨前缘，即侧下三里穴向后横开 5 分再直下 2 寸位置处取穴。

指法： 指按、指压或用硬物点按刺激 7 至 15 分钟。

针刺： 入针 1 至 2 寸深。

说明及发挥： 足千金穴与足五金穴通常同时取穴，除治疗甲状腺炎可双足取穴下针外，其他各症均单足取穴下针。

足五金穴

部位： 在足千金穴直下 2 寸位置处。

解剖： 肺之支神经，肾之分支神经，喉侧（甲状腺）神经。

（肌肉）即胫骨前肌中。

（血管）有胫前动脉与静脉。

（神经）腓肠外侧皮神经及隐神经的皮支分布处，及深层正当腓深神经。

主治： 急性肠炎、鱼骨刺住喉管、肩及背痛、喉咙生疮、喉炎（火蛾病）、扁桃腺炎、甲状腺肿等病症。

取穴： 在腓骨前缘，即足千金穴直下 2 寸位置处取穴。

指法： 指按、指压或用硬物点按刺激 7 至 15 分钟。

针刺： 入针 1 至 2 寸深。

说明及发挥： 足千金穴与足五金穴合用，以治疗喉部疾病变为主，此外还可以治疗急性肠炎、肩及背痛。

此二穴治疗肩臂不能左右活动，尤具特效。配以肾关穴治疗五十肩极具特效。

七虎穴

部位： 在外踝后 1 寸 5 分之直线上位置处。

解剖： 腓肠神经，胸肋神经。

（肌肉）即腓骨后部，跟腱外缘，深层为屈踇长肌。

（血管）有小隐静脉，及深层为腓动脉末支。

（神经）腓肠神经合支处。

主治： 肩骨痛、锁骨炎、胸骨痛及肿胀、肋膜炎、颈项筋扭痛等病症。

指法： 指按、指压或用硬物点按刺激 7 至 15 分钟。

取穴： 即外踝后 1 寸 5 分直线上位置处取穴, 在外踝尖直后 1 寸 5 分上 2 寸位置处是 1 穴, 又上 2 寸位置处是 1 穴, 再上 2 寸位置处是 1 穴, 共计有 3 穴位。

针刺： 入针 5 至 8 分深。

说明及发挥： 七虎穴在太阳经与少阳经之间, 可治肋膜炎, 太阳经又与肺通, 能治肩骨以及胸骨痛。

外三关穴

部位： 在外踝尖与膝盖外侧高骨的直线上位置处。

解剖： 肺之神经。

（肌肉）即腓骨短肌和伸趾长肌分歧部。

（血管）有胫前动脉与静脉分支。

（神经）在腓浅神经处。

主治： 扁桃腺炎、扁桃体瘤、喉炎、腮腺炎、甲状腺肿、肩臂痛、瘰疬, 各种瘤等病症。

取穴： 在外踝尖与膝盖外侧高骨连线的中点位置处是 1 穴, 中点与该高骨的中点位置处又是 1 穴, 中点与外踝的中点位置处又是 1 穴, 共计有 3 穴位。

指法： 指按、指压或用硬物点按刺激 7 至 15 分钟。

针刺： 入针 1 寸至 1 寸 5 分深。

说明及发挥： 外三关穴对于外科病变之疗效显著。治疗子宫癌，外三关穴配以妇科穴（任取二穴）疗效显著。外三关穴之中关穴还常用于治疗肩臂左右转动不适。

本穴治疗肺病、扁桃体腺炎、喉炎、腮腺炎等。本穴尚能治疗手红肿、手臂肿胀发热、肘痛（中穴为主）、三叉神经痛，对于青春痘疗效极佳。

光明穴

部位： 在内踝尖直后 1 寸之上 2 寸位置处。

解剖： 有胫前动、静脉分支，布有腓浅神经。

（肌肉）即胫骨后方比目鱼肌下端移行于跟腱处的内侧。

（血管）即深层前方有胫后动脉与静脉。

（神经）布有腓肠肌内侧皮神经和小腿内侧皮神经，及深层前方为胫神经。

主治： 弱视、散光、白内障、中风、半身不遂等病症。

指法： 指按、指压或用硬物点按刺激 7 至 15 分钟。

针刺： 入针 5 分至 1 寸深。

说明及发挥： 光明穴即肾经之复溜穴，补肾作用极强。本穴董氏原定位于复溜穴，实应系复溜穴前缘贴骨处。

本穴除治疗眼散光与白内障外，治疗多种眼病如飞蚊症、青光眼等亦有特效，常配肾关、人皇等穴应用。

第八章 八八部位（大腿部）

通关穴

部位： 在大腿正中线的股骨上，距离膝盖横纹上 5 寸位置处。

解剖： 心之总神经。

（肌肉）即股骨前外侧，股直肌的肌腹中。

（血管）有旋股外侧动脉与静脉分支。

（神经）布有股前皮神经，在股外侧皮神经处。

主治： 心脏病、心包络（心口）痛、心两侧痛、风湿性心脏病、头晕、眼花、心悸、胃病、四肢痛、脑出血等病症。

取穴： 在大腿正中线的股骨上，距离膝盖横纹上 5 寸位置处取穴。

指法： 指按、指压或用硬物点按刺激 7 至 15 分钟。

针刺： 入针 3 至 5 分深。

说明及发挥： 通关穴常与通山穴或通天穴倒马连用，为治疗心脏病（包括心之藏象所主之病）之要穴。

通山穴

部位： 在通关穴直上 2 寸位置处。

解剖： 心之总神经。

（肌肉）即股骨前外侧，股直肌的肌腹中。

（血管）有旋股外侧动脉与静脉分支。

（神经）布有股前皮神经，在股外侧皮神经处。

主治： 心脏病、心包络（心口）痛、心两侧痛、风湿性心脏病、头晕、眼花、心跳、胃病、四肢痛、脑贫血等病症。

取穴： 在大腿正中线之股骨上，距通关穴上 2 寸处取穴。

指法： 指按、指压或用硬物点按刺激 7 至 15 分钟。

针刺： 针 1 至 8 分深。

说明及发挥： 通关、通山、通天三穴为治疗心脏病以及血液循环要穴，盖伏兔穴为脉络之会，是"胃与包络通"，即在通关穴、通山穴连线中央点上（二穴夹），经络（均隶属胃经）相同，部位毗邻，因此效果近似。

此三穴不能双足六穴同时下针，仅能各取一穴至二穴下针，高血压者双足只许各取一穴。

通天穴

部位： 在通关穴直上 4 寸。

解剖： 心之总神经。

（肌肉）在股骨前外侧, 股直肌的肌腹中。

（血管）有旋股外侧动、静脉分支。

（神经）布有股前皮神经, 在股外侧皮神经处。

主治： 心脏病、心包络（心口）、心两侧痛、风湿性心脏病、头晕、眼花、心跳、胃病、四肢痛、脑贫血等病症。

取穴： 在大腿正中线大的股骨上, 距离通关穴直上 4 寸位置处取穴。

指法： 指按、指压或用硬物点按刺激 7 至 15 分钟。

针刺： 入针 5 分至 1 寸深。

说明及发挥： 通天穴单用治疗手指痛、膝盖痛、腿无力亦有甚效。进针刺超过 1.2 寸深时, 主治疗下肢瘫痪、腰胯痛、脚气以及荨麻疹等疾病。除上述各证外, 尚可治疗下肢浮肿。

此三穴可治疗胃病, 疗效亦佳。重性胃病刺血后再针此穴, 疗效更佳。此穴组治妊娠呕吐亦有特效。

姐妹一穴

部位： 在通山穴向内横开 1 寸后向上 1 寸位置处。

解剖： 六腑神经, 肾分支神经。

（肌肉）即股骨的前外侧, 在股直肌的肌腹中。

（血管）有旋股外侧动脉与静脉分支。

（神经）布有股前皮之神经，及股外侧皮神经处。

主治： 月经不调、经期不定、子宫瘤、子宫炎、子宫痒、肠痛、胃出血等病症。

取穴： 在通山穴向内侧横开 1 寸再直上 1 寸位置处取穴。

指法： 指按、指压或用硬物点按刺激 7 至 15 分钟。

针刺： 入针 1 寸 5 分至 2 寸 5 分深。

说明及发挥： 董氏认为姐妹一穴、姐妹二穴、姐妹三穴的作用与肾有关，因为邻近脾经当然能脾肾双补。因此治疗妇科病极好，所以称为姐妹穴。

姐妹二穴

部位： 在姐妹一穴直上 2 寸 5 分位置处。

解剖： 六腑神经，肾分支神经。

（肌肉）即股骨前的外侧，在股直肌的肌腹中，

（血管）有旋股外侧动脉与静脉分支。

（神经）布有股前皮之神经，在股外侧皮神经处。

主治： 子宫瘤、子宫炎、月经不调、经期不定、子宫痒、肠痛、胃出血等病症。

取穴： 在姐妹一穴直上 2 寸 5 分位置处取穴。

指法： 指按、指压或用硬物点按刺激 7 至 15 分钟。

针刺： 入针 1 寸 5 分至 2 寸 5 分深。

说明及发挥： 姐妹一穴、姐妹二穴、姐妹三穴治疗妇科病确有效验，此三穴在两腿同时下针，只是目前以手掌之妇科穴或还巢穴替代。因为本穴在大腿内侧靠近腿根处，取穴不便时常以手拇指上的妇科穴替代。

姐妹三穴

部位： 在姐妹二穴直上 2 寸 5 分位置处。

解剖： 六腑神经，肾分支神经。

（肌肉）即股骨前的外侧，在股直肌的肌腹中。

（血管）有旋股外侧动脉与静脉分支。

（神经）布有股前皮之神经，在股外侧皮神经处。

主治： 子宫瘤、子宫炎、月经不调、经期不定、子宫痒、肠痛、胃出血等病症。

取穴： 在姐妹一穴直上 2 寸 5 分位置处取穴。

指法： 指按、指压或用硬物点按刺激 7 至 15 分钟。

针刺： 入针 1 寸 5 分至 2 寸 5 分深。

说明及发挥： 姐妹一、二、三穴两腿六穴通常同时取穴下针。本穴组治疗上述妇科病确有效验，常治疗赤白带下。

感冒一穴

部位： 在姐妹二穴向里横开 1 寸位置处。

解剖： 六腑神经, 肺之分支神经。

（肌肉）即股骨前的外侧, 在股直肌的肌腹中。

（血管）有旋股外侧动脉与静脉分支。

（神经）布有股前皮之神经, 在股外侧皮神经处。

主治： 重感冒、高热、发冷、感冒头痛等病症。

取穴： 在姐妹二穴向里横开 1 寸位置处取穴。

指法： 指按、指压或用硬物点按刺激 7 至 15 分钟。

针刺： 入针 8 分至 1 寸 5 分深。

说明及发挥： 感冒一、二穴确有减轻感冒症状的功效, 由于位于大腿上部, 取穴略有不便, 现多以三叉一穴配以灵骨、大白二穴, 重症可加少商、商阳二穴点刺, 配以曲池穴疗效更佳。

感冒二穴

部位： 在姐妹三穴向里横开 1 寸位置处。

解剖： 六腑神经, 肺之分支神经。

（肌肉）即股骨前的外侧, 在股直肌的肌腹中。

（血管）有旋股外侧动脉与静脉分支。

（神经）布有股前皮之神经, 在股外侧皮神经处。

主治： 重感冒、高热、发冷、感冒头痛等病症。

取穴： 在姐妹三穴向里横开 1 寸，即感冒一穴直上 2 寸 5 分位置处取穴。

指法： 指按、指压或用硬物点按刺激 7 至 15 分钟。

针刺： 入针 8 分至 1 寸 5 分深。

说明及发挥： 感冒一、二穴在脾经，与肺经手足太阴同名经（脾与胃相表里，脾经与肺经是同名经；两条经同属太阴，就称作同名经）相同。本穴又在大腿上部，全息方面与胸肺对应，因此治疗感冒病有效。

通肾穴

部位： 在膝盖内侧上缘位置处。

解剖： 肾之神经。

（肌肉）在股骨内上髁上缘，在股内侧肌下部。

（血管）有股动脉与静脉肌支。

（神经）布有股前皮之神经，及股神经肌支。

主治： 阳痿、早泄、淋病、肾脏炎、糖尿病、肾亏之头晕腰痛、风湿病、子宫痛、妇科赤白带下等病症。

取穴： 在膝盖的内侧上缘凹陷位置处取穴。

指法： 指按、指压或用硬物点按刺激 7 至 15 分钟。

针刺： 入针 3 至 5 分深。

说明及发挥： 通肾穴除治疗上述症状外，还可以治疗口干、喉痛。

通胃穴

部位： 在通肾穴上 2 寸位置处。

解剖： 肾之神经。

（肌肉）即股骨内的上髁上缘，在股内侧肌下部。

（血管）有股动脉与静脉肌支。

（神经）布有股前皮之神经，及股神经肌支。

主治： 阳痿、早泄、淋病、肾脏炎、糖尿病、肾亏之头晕腰痛、风湿病、子宫痛、妇科赤白带下等病症。

取穴： 即膝盖的内侧上缘之上 2 寸，在通肾穴之上 2 寸位置处取穴。

指法： 指按、指压或用硬物点按刺激 7 至 15 分钟。

针刺： 入针 5 分至 1 寸 5 分深。

说明及发挥： 通胃穴治疗胃疾，顾名思义，单用取之亦极具特效。

通背穴

部位： 在通肾穴之上 4 寸位置处。

解剖： 肾之神经。

（肌肉）即股骨内的上髁上缘，在股内侧肌下部。

（血管）有股动脉与静脉肌支。

（神经）布有股前皮之神经，及股神经肌支。

主治：阳痿、早泄、淋病、肾脏炎、糖尿病、肾亏之头晕腰痛、风湿病、子宫痛、妇科赤白带下等病症。

取穴：在通肾穴直上 4 寸，通胃穴直上 2 寸位置处取穴。

指法：指按、指压或用硬物点按刺激 7 至 15 分钟。

针刺：入针 5 分至 1 寸 5 分深。

说明及发挥：通背穴治背痛极有效。通肾、通胃、通背三穴利水补肾之效极佳。

此三穴可任取 2 穴（两腿 4 穴）配针，禁忌三穴同时下针。此三穴可任取 1 穴为治疗其他各症之补针。

此三穴可任取 1 穴辅助治疗妇人流产，连续治疗半月即无流产之虞。

此三穴配合主治肾脏炎、脸浮肿、全身水肿、四肢浮肿、脚背红肿极为有效，两侧 6 针齐下，并无大碍。

此三穴可任取 1 穴治疗肩头痛亦颇有效。此三穴治疗肩峰痛亦极有效。

明黄穴

部位：在大腿内侧的正中央位置处。

解剖：肝之总神经、心之总神经、心脏之动脉、表层属肾之副神经，中层属肝之神经，深层属心之神经。

（肌肉）即股骨内侧肌和缝匠肌之间，在内收长肌中点，深层为内收短肌。

（血管）深部外侧有股动脉与静脉，有旋股内侧动脉浅支。

（神经）布有股前皮之神经，在闭孔神经浅、深支处。

主治：肝硬化、肝炎、骨骼胀大、脊椎长芽骨（脊椎骨膜炎）、疲劳、腰酸、眼昏、眼痛、肝痛、消化不良、白细胞症（特效）等病症。

取穴：在大腿内侧的中央点位置处取穴。

指法：指按、指压或用硬物点按刺激 7 至 15 分钟。

针刺：入针 1 寸 5 分至 2 寸 5 分深。

说明及发挥：明黄、天黄、其黄三穴合用则简称上三黄，为治疗肝脏病以及肝之藏象所主病变的主要穴道。对于急性肝炎，则以先针肝门、肠门为要。此三穴皆能治肝病黄疸，故名。

天黄穴

部位：在明黄穴上 3 寸位置处。

解剖：肝之总神经、心之总神经、心脏之动脉、表层属肾之副神经，中层属肝之神经，深层属心之神经。

（肌肉）即股骨内侧肌和缝匠肌之间，在内收长肌中点，深层为内收短肌。

（血管）深部外侧有股动脉、静脉，有旋股内侧动脉浅支。

（神经）布有股前皮之神经，在闭孔神经浅、深支处。

主治：肝硬化、肝炎、骨骼胀大、脊椎长芽骨（脊椎骨膜炎）、疲劳、腰酸、眼昏、眼痛、肝痛、消化不良、白细胞症（特效）等病症。

取穴：在明黄穴直上 3 寸位置处取穴。

指法：指按、指压或用硬物点按刺激 7 至 15 分钟。

针刺：入针 1 寸 5 分至 2 寸 5 分深。

说明及发挥：本穴治血液病及肾亏腰骨之病亦甚有效。天黄、明黄、其黄三穴皆在肝经上，治肝经病确实有效。此三穴并用，三针倒马同下，则有全身上、中、下皆治之全息意义。

其黄穴

部位：在明黄穴直下 3 寸位置处。

解剖：胆总神经，心之支神经，肝之分支神经。

（肌肉）即股内侧肌和缝匠肌之间，在内上长肌中点，深层为内收短肌。

（血管）深部外侧有股动脉与静脉，有旋股内侧动脉浅支。

（神经）布有股前皮之神经，在闭孔神经浅、深支处。

主治：肝硬化、肝炎、骨骼胀大、脊椎长芽骨（脊椎骨膜炎）、疲劳、腰酸、眼昏、眼痛、肝痛、消化不良、白细胞症（特效）等病症。

取穴： 在明黄穴直下3寸位置处取穴。

指法： 指按、指压或用硬物点按刺激7至15分钟。

针刺： 入针1寸5分至2寸深。

说明及发挥： 天黄、明黄、其黄三穴同时取穴下针，治疗上述疾病甚有效，还可治疗颈椎骨刺、腰椎骨刺，疗效亦佳。

此三穴通过调整肝脾的作用，治疗血液病的效果极佳，如白细胞过多、再生障碍性贫血、齿衄、鼻衄等。通过平肝熄风的作用，治疗梅尼埃病（重性头晕）、帕金森病、舞蹈病亦有一定疗效，配以肾关穴、复溜穴疗效更好。

火枝穴

部位： 在其黄穴上1寸5分位置处。

解剖： 肝、胆神经，心之分支神经。

（肌肉）即股内侧肌和缝匠肌之间，在内收长肌中点，深层为内收短肌。

（血管）深部外侧有股动脉与静脉，有旋股内侧动脉浅支。

（神经）布有股前皮神经，在闭孔神经浅、深支处。

主治： 黄疸病、头晕、眼花、背痛，急性胆囊炎等病症。

取穴： 在其黄穴直上 1 寸 5 分位置处取穴。

指法： 指按、指压或用硬物点按刺激 7 至 15 分钟。

针刺： 入针 1 寸 5 分至 2 寸深。

说明及发挥： 明黄、火枝、其黄三穴同时下针治疗黄疸疾病、胆炎。

火全穴

部位： 在其黄穴直下 1 寸 5 分位置处。

解剖： 肝、胆神经，心之分支神经，脊椎神经。

（肌肉）即股内侧肌和缝匠肌之间，在内收长肌中点，深层为内收短肌。

（血管）深部外侧有股动脉与静脉，有旋股内侧动脉浅支。

（神经）布有股前皮之神经，在闭孔神经浅、深支处。

主治： 黄疸病、头晕、眼花、背痛、足跟痛、急性胆囊炎等病症。

取穴： 在其黄穴直下 1 寸 5 分位置处取穴。

指法： 指按、指压或用硬物点按刺激 7 至 15 分钟。

针刺： 入针 1 寸 5 分至 2 寸深。

说明及发挥： 火全穴单独取穴治疗脊椎骨以及足跟痛。

火全、其黄、火枝三穴治上述各病确有特效，但由于取穴之便，目前治疗胆囊病变多以面部之木枝穴取代。

驷马中穴

部位： 直立、两手下垂，中指尖所至处向前横开 3 寸位置。

解剖： 肺之总神经，肝之分支神经。

（肌肉）即阔筋膜下，在股外侧肌中。

（血管）有旋股外侧动脉与静脉肌支。

（神经）布有股外侧皮之神经，股神经肌支。

主治： 肋痛、背痛、坐骨神经痛、腰痛、肺弱、肺病、胸部被打击后而引起之胸背痛、肋膜炎、鼻炎、耳聋、耳鸣、耳炎、面神经麻痹、眼发红、哮喘、乳房痛（特效）、半身不遂、牛皮癣、皮肤病，亦治下肢扭伤等病症。

取穴： 直立、两手下垂，中指尖所至之处向前横开 3 寸位置处取穴。

指法： 指按、指压或用硬物点按刺激 7 至 15 分钟。

针刺： 入针 8 分至 2 寸 5 分深。

说明及发挥： 驷马上、中、下三穴合称驷马三穴。驷马三穴在手、足部位都有，指驷马在"一一部位"（手指部），此处则是足驷马。驷马三穴为治疗中医肺脏综合征的特效要穴。肺开窍于鼻，治各类鼻炎、鼻子不通有甚效，亦治哮喘。本组穴治疗肋痛、背痛、坐骨神经痛宜单足取健侧上、中、下三穴，其余各症两脚六针同时取之。进针的次序，就是一般先针驷马中穴，然后再针驷马上、下穴。

驱马上穴

部位： 在驱马中穴直上 2 寸位置处。

解剖： 肺之总神经，肝之分支神经。

（肌肉）即阔筋膜下，在股外侧肌中。

（血管）有旋股外侧动脉与静脉肌支。

（神经）布有股外侧皮之神经，股神经肌支。

主治： 胁痛、背痛、坐骨神经痛、腰痛、肺弱、肺病、胸部被打击后而引起之胸背痛、肋膜炎、鼻炎、耳聋、耳鸣、耳炎、面神经麻痹、眼发红、哮喘、乳房痛（特效）、半身不遂、牛皮癣、皮肤病，亦治下肢扭伤等病症。

取穴： 在驱马中穴直上 2 寸位置处取穴。

指法： 指按、指压或用硬物点按刺激 7 至 15 分钟。

针刺： 入针 8 分至 2 寸 5 分深。

说明及发挥： 驱马上、中、下三针倒马并用，有上中下全身通治之全息意义。治疗结膜炎、甲状腺肿、眼球突出、耳病亦有卓效。本组穴治疗甲状腺肿亦有效，据金可生水的理论，当然治疗耳疾（耳鸣、重听）亦极有效。

驱马下穴

部位： 在驱马中穴直下 2 寸位置处。

解剖： 肺之总神经，肝之分支神经。

（肌肉）即阔筋膜下，在股外侧肌中。

（血管）有旋股外侧动脉与静脉肌支。

（神经）布有股外侧皮之神经，股神经肌支。

主治： 胁痛、背痛、坐骨神经痛、腰痛、肺弱、肺病、胸部被打击后而引起之胸背痛、肋膜炎、鼻炎、耳聋、耳鸣、耳炎、面神经麻痹、眼发红、哮喘、乳房痛（特效）、半身不遂、牛皮癣、皮肤病，亦治下肢扭伤等病症。

指法： 指按、指压或用硬物点按刺激 7 至 15 分钟。

针刺： 入针 8 分至 2 寸 5 分深。

说明及发挥： 驷马上、中、下三穴在阳明经，为理气补气要穴，主治病症较多，也就是理气补气的缘故。治疗胃经循行之面部神经麻痹、乳房痛有特效。

本组穴治疗鼻炎、牛皮癣、青春痘均有特效，对于各类皮肤病效果亦佳。根据体应原理，以皮治皮，常以肉代之，此处肌肉较厚，治皮肤病甚有效，其理同曲池穴及肩中穴。

本穴治疗胸痛、胸胁痛、胸连背痛亦均有卓效。

下泉穴

部位： 在膝关节的外侧面正中央直上 2 寸 5 分位置处。

解剖： 肺部与面部之机动神经。

（肌肉）即髂胫束后方，在股二头肌腱前方。

（血管）有膝上外侧动脉与静脉。

（神经）皮下有股外侧皮之神经末支。

主治： 面部麻痹、面部神经跳、口歪、眼斜、中风后遗症、半身瘫痪等病症。

取穴： 在膝关节的外侧面正中央直上 2 寸 5 分位置处取穴。

指法： 指按、指压或用硬物点按刺激 7 至 15 分钟。

针刺： 入针 3 至 5 分深。

说明及发挥： 此穴需要单足（健侧）取穴为宜，配以地仓穴、颊车穴（方向对刺）极佳，治疗耳鸣、耳聋、面神经瘫痪有卓效。

中泉穴

部位： 在下泉穴直上 2 寸位置处。

解剖： 肺部与面部之机动神经。

（肌肉）即髂胫束后方，在股二头肌腱前方。

（血管）有膝上外侧动脉与静脉。

（神经）皮下有股外侧皮之神经末支。

主治： 面部麻痹、面部神经跳、口歪、眼斜、中风后遗症、半身瘫痪等病症。

取穴： 在下泉穴直上 2 寸位置处取穴。

指法： 指按、指压或用硬物点按刺激 7 至 15 分钟。

针刺： 入针 3 至 8 分深。

说明及发挥： 上泉、中泉、下泉三穴配三重穴加木斗、木留二穴，此方亦可治三叉神经痛，口歪眼斜有效。

本组穴治疗上述病症确有卓效。与灵骨穴合用效果更佳，唯此穴位须单足（健侧）取穴为宜。

上泉穴

部位： 在下泉穴之直上 2 寸位置处。

解剖： 肺部与面部之机动神经。

（肌肉）即髂胫束后方股二头肌腱前方。

（血管）有膝上外侧动脉与静脉。

（神经）皮下有股外侧皮之神经末支。

主治： 面部麻痹、面部神经跳、口歪、眼斜、中风后遗症、半身瘫痪等病症。

取穴： 在中泉穴直上 2 寸位置处取穴。

指法： 指按、指压或用硬物点按刺激 7 至 15 分钟。

针刺： 入针 5 分至 1 寸深。

说明及发挥： 上泉、中泉、下泉三穴合称三泉穴，位于胆经线上，治疗颜面神经麻痹有卓效，治耳鸣、重听亦有效。

上泉、中泉、下泉三穴单脚同时取穴下针。足三泉穴取穴时，大都取对侧, 治左病用右穴, 治右病用左穴。

本组穴配以三重穴, 为治疗颜面神经麻痹、口眼歪斜、脑出血的特效穴。

金前下穴

部位： 在膝盖骨外上角之直上 1 寸位置处。

解剖： 肺之机动神经, 肝之交感神经。

（肌肉）即股直肌和腹外侧肌之间。

（血管）有旋股外的侧动脉降支。

（神经）布有股前皮神经, 在股外侧皮神经处。

主治： 胸骨外鼓、肺弱、羊羔疯、头痛、皮肤敏感、肝弱等病症。

取穴： 在膝盖骨的外侧上角之直上 1 寸处取穴。

指法： 指按、指压或用硬物点按刺激 7 至 15 分钟。

针刺： 入针 3 至 5 分深。

说明及发挥： 金前上、下两穴靠近胃经郄穴之梁丘穴, 多气多血, 作用于肺（气）肝（血）, 当然治疗与肺部疾病, 以及与肝风有关的病症。本穴能治疗肝弱、肺弱, 肺主气, 肝主血, 当然亦可以调气血。

金前上穴

部位： 在金前下穴直上 1 寸 5 分位置处。

解剖： 肺之机动神经, 肝之交感神经。

（肌肉）即股直肌和腹外侧肌之间。

（血管）有旋股外侧之动脉降支。

（神经）布有股前皮神经, 在股外侧皮神经处。

主治： 胸骨外鼓、肺弱、羊羔疯、头痛、皮肤敏感、肝弱等病症。

取穴： 在膝盖骨外侧上角上 2 寸 5 分处取穴。

指法： 指按、指压或用硬物点按刺激 7 至 15 分钟。

针刺： 入针 5 分至 1 寸深。

说明及发挥： 金前上、下两穴名金, 肺属金, 与肺有关, 当然能治疗肺病之症。金前上、下两穴双脚同时配穴合用下针。

中九里穴

部位： 在大腿外侧的中央线中点位置处。

解剖： 肺之区之神经, 四肢弹力神经。

（肌肉）在阔筋膜下, 及股外侧肌中。

（血管）有旋股外侧动脉与静脉肌支。

（神经）布有股外侧皮之神经, 在股神经肌支。

主治： 背痛、腰痛、腰脊椎骨痛、半身不遂、神经麻痹、脖颈痛、头晕、眼胀、手麻、臂麻、腿痛、神经无力等病症。

取穴： 在大腿外侧的中央线中点位置处取穴。

指法： 指按、指压或用硬物点按刺激 7 至 15 分钟。

针刺： 入针 1 至 2 寸深。

说明及发挥： 本穴与胆经风市穴位置相符，对于侧身病变（尤其是胆经）极佳，有祛风疏络的作用，应用时可配合胆经中渎穴倒马，效果更佳。本穴为极常用之镇痛及镇定要穴（疏风作用极强），亦为董氏治疗半身不遂之主穴。

本穴除上述治症外，对耳神经痛、口歪眼斜、太阳穴痛、偏头痛、三叉神经痛等亦有疗效。

本穴还能治疗耳鸣及风疹瘙痒，亦极有效。

上九里穴

部位： 在中九里穴向前横开 1 寸 5 分位置处。

解剖： 心之神经，肾之神经。

（肌肉）即阔筋膜下，在股外侧肌中。

（血管）有旋股外侧动脉与静脉肌支。

（神经）布有股外侧皮神经及股神经肌支。

主治： 背痛、腰痛、腰脊椎骨痛、半身不遂、神经麻痹、脖颈痛、头晕、眼胀、手麻、臂麻、腿痛、神经无力等病症。

取穴： 在中九里穴向前横开 1 寸 5 分位置处取穴。

指法： 指按、指压或用硬物点按刺激 7 至 15 分钟。

针刺： 入针 8 分至 1 寸 5 分深。

说明及发挥： 本穴在阳明经及少阳经之间，可治疗臂痛，治眼痛有甚效，上九里、中九里两穴同为止痛要穴。

下九里穴

部位： 在中九里穴向后横开 1 寸 5 分位置处。

解剖： 背神经，腿神经。

（肌肉）即阔筋膜下，在股外侧肌中。

（血管）有旋股外侧动脉与静脉支。

（神经）布有股外侧皮神经及股神经肌支。

主治： 背痛、腰痛、腰脊椎骨痛、半身不遂、神经麻痹、脖颈痛、头晕、眼胀、手麻、臂麻、腿痛、神经无力等病症。

取穴： 在中九里穴向后横开 1 寸 5 分位置处取穴。

指法： 指按、指压或用硬物点按刺激 7 至 15 分钟。

针刺： 入针 8 分至 1 寸 5 分深。

说明及发挥： 下九里穴距离胆经风市穴 1.5 寸，介于太阳与少阳之间，所以能治疗两经交集之病症。

解穴

部位： 在膝盖骨的外侧上角直上1寸向前横开3分位置处。

解剖： 心脏敏感神经及血管。

（肌肉）伸膝时在髌骨上缘中点直上方2寸，在股直肌和腹外侧肌之间。

主治： 血不归经、下针处起包、疼痛、跌打损伤、精神刺激疼痛、疲劳过度疼痛等病症。

取穴： 在膝盖骨的外侧上角直上1寸向前横开3分位置处取穴。

指法： 指按、指压或用硬物点按刺激7至15分钟。

针刺： 入针3至5分深。

注明：留针时间不得超过8分钟。

说明及发挥： 解穴治疗上述各症确有特效。进针后针缓慢转动，疼痛解除即可取针，留针时间以8分钟为限。

本穴治疗新发初患各种疼痛极具疗效，特别对于新的扭伤尤具卓效。

本穴在胃经郄穴之梁丘穴下，调理气血的作用甚强，因此能解晕针、滞针、弯针，解气血错乱，解新急之痛。如患者晕针不省人事，将其口张开，以凉水洗其头，并以湿毛巾覆盖其头部，令其饮凉开水半杯即可苏醒。如患霍乱引起休克，可用凉水洗头，使其恢复知觉，然后用针药治之。

内通关穴

部位： 在通关穴向内横开 5 分位置处。

解剖： 心之总神经。

（肌肉）即股骨前外侧，在股直肌的肌腹中。

（血管）有旋股外侧动脉与静脉分支。

（神经）布有股前皮之神经，在股外侧皮神经处。

主治： 半身不遂、四肢无力、四肢神经麻痹、心脏衰弱、中风不语、腰痛、手不能举、头晕眼花、脑出血等病症。

取穴： 在通关穴向内横开 5 分位置处取穴。

指法： 指按、指压或用硬物点按刺激 7 至 15 分钟。

针刺： 入针 3 至 5 分深。

说明及发挥： 内通关穴、内通山穴、内通天穴与通关、通山、通天 3 穴邻近，各向内 5 分，故名。本组穴与通关、通山、通天 3 穴功同，但较通关、通山、通天 3 穴少用，可作轮替针应用。

内通山穴

部位： 在通山穴向内横开 5 分位置处。

解剖： 心之总神经。

（肌肉）在股骨的前外侧，及股直肌的肌腹中。

（血管）有旋股外侧动脉与静脉分支。

（神经）布有股前皮神经，在股外侧皮神经处。

主治： 半身不遂、四肢无力、四肢神经麻痹、心脏衰弱、中风不语、腰痛、手不能举、头晕眼花、脑出血等病症。

取穴： 在通山穴向内横开 5 分位置处取穴。

指法： 指按、指压或用硬物点按刺激 7 至 15 分钟。

针刺： 入针 5 至 8 分深。

说明及发挥： 本组穴与通关、通山、通天 3 穴功同。注意事项见通关穴、通山穴、通天穴各条。

内通天穴

部位： 在通天穴向内横开 5 分位置处。

解剖： 心之总神经。

（肌肉）即股骨的前外侧，在股直肌的肌腹中。

（血管）有旋股外侧动脉与静脉分支。

（神经）布有股前皮神经，在股外侧皮神经处。

主治： 半身不遂、四肢无力、四肢神经麻痹、心脏衰弱、中风不语、腰痛、手不能举、头晕眼花、脑出血等病症。

取穴： 在通天穴向内横开 5 分位置处取穴。

指法： 指按、指压或用硬物点按刺激 7 至 15 分钟。

针刺： 入针 5 分至 1 寸深。

说明及发挥： 本组穴与通关、通山、通天 3 穴功同。注意事项见通关穴、通山穴、通天穴各条。

失音穴

部位： 在膝盖内侧之中央点及其下 2 寸位置处。

解剖： 肾神经, 喉之主神经。

（肌肉）即股骨的内上髁上缘, 在股内侧肌下部。

（血管）有股动脉与静脉肌支。

（神经）布有股前皮之神经, 及骨神经肌支。

主治： 嗓子哑、失音、喉炎等病症。

指法： 指按、指压或用硬物点按刺激 7 至 15 分钟。

针刺： 入针 5 至 8 分深。

说明及发挥： 本穴在临床中有疗效, 对于久病者配列缺穴、照海穴极有效。而对于声带病变者, 则效果欠佳。

本穴对于治疗失音、诸哑嗓均有特效。治疗扁桃腺炎、甲状腺肿大、喉咙肿痛亦有疗效。

本穴位于膝弯上, 针刺时自脾经向肾经沿着皮刺, 脾肾经脉都至喉, 此处在小腿上部, 全息亦与喉对应, 当然能治疗喉病。

第九章　九九部位（耳朵部）

耳环穴

部位： 在耳垂表面的中央位置处。

解剖： 六腑神经。

（神经）耳垂肌上有迷走之神经耳支，及下颌之神经耳颞支。

（血管）分布为颞浅动脉的前耳支、外颈动脉的后耳支、上颌动脉的深耳支。

主治： 解酒、止呕吐等。

取穴： 在耳垂表面的中央点位置处取穴。

指法： 指按、指压或用硬物点按刺激 7 至 15 分钟。

针刺： 用细毫针，由外向里（面部）斜刺 1 分至 1.5 分深。

说明及发挥： 耳环穴常用于各种眼科疾病，治疗酒精中毒配以正本穴，疗效极佳。

本穴与耳针眼点相符，眼与肝对应，强肝亦能解酒。解酒之理与火包穴类近。治酒醉配合素髎穴并用，效果更佳。

木耳穴

部位： 在耳后上半部横血管下约 3 分位置处。

解剖： 肝神经。

（神经）即有下颌神经、迷走之神经。

（血管）有颞浅动脉的耳前支、外颈动脉的耳后支、上颌动脉的深耳支。

主治： 肝痛、肝硬化、肝大、肝衰弱疲劳等病症。

取穴： 在耳后上半部横血管下约 3 分位置处取穴。

指法： 指按、指压或用硬物点按刺激 7 至 15 分钟。

针刺： 用细毫针，竖刺 1 至 2 分深。或用三棱针点刺出血。

说明及发挥： 木耳穴在耳背耳甲软骨上，反面之范围为肝区。本穴主治以肝（属木）之病变为主，故名。本穴作用于肝，治疗与肝有关的疾病。

火耳穴

部位： 在对耳轮的外缘中部位置处。

解剖： 心之神经。

（肌肉）位于耳轮双脚之汇集处有耳甲软骨。

（神经）有下颌神经、迷走之神经。

（血管）有颞浅动脉的耳前支、外颈动脉的耳后支、上颌动脉的错深耳支。

主治： 心脏衰弱及膝盖痛、四肢痛等病症。

取穴： 在对耳轮的外缘中部位置处取穴。

指法： 指按、指压或用硬物点按刺激 7 至 15 分钟。

针刺： 用细毫针，竖刺 1 至 2 分深。

说明及发挥： 火耳穴相当于耳针之膝点，但治疗范围更为广泛。董氏注重膝与心之关系，故用于心脏病变亦有疗效。能治疗心脏者都能治疗膝，反之能治疗膝的亦能治疗心脏。

土耳穴

部位： 在耳甲腔部中位置处。

解剖： 脾之神经。

（肌肉）在耳甲腔的耳甲软骨上，即前耳肌小纤维。

（神经）有下颌神经、迷走之神经。

（血管）有颞浅动脉的耳前支、外颈动脉的耳后支、上颌动脉的深耳支。

主治： 神经衰弱、红细胞过多、高热、糖尿病等病症。

取穴： 在耳甲腔中位置处取穴。

指法： 指按、指压或用硬物点按刺激 7 至 15 分钟。

针刺： 用细毫针，竖刺 1 至 2 分深。

说明及发挥： 土耳穴相当于耳针之脾区，能治疗脾之相关疾病。

金耳穴

部位： 在耳壳背的外缘上端位置处。

解剖： 肺之神经。

（血管）外颈动脉的后耳支、颞浅动脉的前耳支、颚动脉的深耳支合成的血管网。

（神经）有迷走之神经耳支与下颌之神经耳颞支，分布在耳软骨上。

主治： 坐骨神经痛、腰脊椎骨弯曲、过敏性感冒等病症。

取穴： 在耳壳背的外缘上端位置处取穴。

指法： 指按、指压或用硬物点按刺激 7 至 15 分钟。

针刺： 用细毫针，竖刺 1 至 2 分深。

说明及发挥： 金耳穴相当于耳针之肺区，当然能治疗感冒。董氏奇穴作用于肺者多能治疗坐骨神经痛。

水耳穴

部位： 在对耳轮之外缘下端。

解剖： 肾之神经。

（血管）外颈动脉的后耳支、颞浅动脉的前耳支、颚动脉的深耳支合成的血管网。

（神经）有迷走之神经耳支与下颌之神经耳颞支，分布在耳软骨上。

主治： 肾亏、腰脊椎骨痛、腹部发胀等病症。

取穴： 在对耳轮的外缘下端位置处取穴。

指法： 指按、指压或用硬物点按刺激7至15分钟。

针刺： 用细毫针，竖刺1至2分深。

说明及发挥： 火耳穴相当于耳针之肾区，当然能治疗与肾相关疾病。本穴同耳穴之肾炎点（在锁骨穴下外方，也称肾炎点耳穴），能治疗肾相关之病。

以上木耳、火耳、土耳、金耳、水耳等穴以五行命名者，对于五脏之五行体系各病亦有疗效。木、火、土、金、水各耳穴取穴，以见乌黑色或焦咖啡色反应点针之即可收效。木、火、土、金、水各耳穴除了土耳穴外皆可治痛症，只要有反应点，效果极好。

耳背穴

部位： 在木耳穴上约3分位置处。

解剖： 喉部神经。

（血管）外颈动脉的后耳支、颞浅动脉的前耳支、颚动脉的深耳支合成的血管网。

（神经）有迷走之神经耳支与下颌之神经耳颞支，分布在耳软骨上。

主治： 喉炎、喉蛾等病症。

取穴： 在木耳穴上约 3 分处血管中位置处取穴。

指法： 指按、指压或用硬物点按刺激 7 至 15 分钟。

针刺： 以三棱针扎出血。

说明及发挥： 耳背穴相当于耳针之上耳背处。本穴治疗皮肤病、头痛、咽痛、咀嚼障碍、发热等症极有效。

本点为点刺要穴，点刺出血治疗皮肤病、青春痘、面部黄褐斑、偏头痛、张口不灵、扁桃腺炎、结膜炎极有效。本穴不拘泥于穴位，凡见青筋（或微小血管）均宜刺之。

耳三穴（耳上穴、耳中穴、耳下穴）

部位： 在耳轮之外缘上端、中央、下端个有 1 穴，共计有 3 个穴。

解剖： 肺、肾神经。

（血管）外颈动脉的后耳支、颞浅动脉的前耳支、颚动脉的深耳支合成的血管网。

（神经）有迷走之神经耳支与下颌之神经耳颞支，分布在耳软骨上。

主治： 霍乱、偏头痛、感冒、扁桃腺炎、麦粒肿、顽固性面部痉挛等病症。

取穴： 在耳轮外缘上端位置处是 1 穴（耳上穴）、中央位置处是 1 穴（耳中穴）、最下端位置处是 1 穴（耳下穴）。

指法： 指按、指压或用硬物点按刺激 7 至 15 分钟。

针刺： 用三棱针扎出血，一次用两穴亦可矣。

说明及发挥： 本组穴具有清热解毒、明目利咽、开窍宁神的功效。

由于太阳经至耳上，又少阳经绕耳，太阳主表，少阳主风，因此本穴善于治疗表症及风症。治疗感冒、发烧、扁桃腺炎及肿大、皮肤痒疹均有甚效。

第十章　十十部位（头面部）

正会穴

部位： 在头顶正中央线与两耳尖连线交点位置处。

解剖： 脑之总神经。

（肌肉）由皮下组织通过帽状腱膜到腱膜下组织。

（神经）分布大后头之神经、前头之神经、耳介侧头之神经。

（血管）左右颞浅动脉与静脉及眼窝上动脉与静脉吻合网。

主治： 四肢颤抖、惊风症、身体虚弱、小儿惊风、眼斜嘴歪、半身不遂、高热、中风不语等病症。

取穴： 正坐，在头顶正中央线与两耳尖连线交点位置处取穴。

指法： 指按、指压或用硬物点按刺激 7 至 15 分钟。

针刺： 入针 1 至 3 分深。

说明及发挥： 本穴位置与督脉百会穴相符，百会擅开窍宁神、平肝息风、升阳固脱，当然治疗上述疾患确有特效，唯需与前会穴或后会穴倒马并用较佳。

本穴董氏常用治半身不遂，配灵骨穴、大白穴疗效更好。

州圆穴

部位： 在正会穴旁开 1 寸 3 分位置处。

解剖： 肺之神经。

（肌肉）即帽状腱膜中。

（血管）有颞浅动脉、静脉和枕动脉与静脉吻合网。

（神经）正当枕大神经支处。

主治： 半身不遂、四肢无力、虚弱、气喘、肺机能弱之坐骨神经痛、背痛、神经失灵等病症。

取穴： 在正会穴向右及左旁开 1 寸 3 分位置处取穴（左右各 1 穴）。

指法： 指按、指压或用硬物点按刺激 7 至 15 分钟。

针刺： 入针 1 至 3 分深。

说明及发挥： 本穴在正会穴旁边，位于膀胱经上，能治疗肺机能不够引起的太阳经之坐骨神经痛及背痛，印证了肺与膀胱通。

州昆穴

部位： 在州圆穴直后 1 寸 5 分位置处。

解剖： 肺神经。

（肌肉）在枕肌停止处。

（血管）有枕动脉与静脉分支。

（神经）正当枕大神经分支处。

主治： 半身不遂、四肢无力、虚弱、气喘、肺机能弱之坐骨神经痛、背痛、神经失灵等病症。

取穴： 在州圆穴直后 1 寸 5 分位置处取穴。

指法： 指按、指压或用硬物点按刺激 7 至 15 分钟。

针刺： 入针 1 至 3 分深。

说明及发挥： 本穴位与膀胱经之络却穴相符。络却穴是足太阳膀胱经的穴位，它具有通窍醒神的功效。

州仑穴

部位： 在州圆穴直前 1 寸 5 分位置处。

解剖： 肺神经。

（肌肉）在帽状腱膜中。

（血管）有额动脉与静脉，颞浅动脉与静脉，及枕动脉与静脉的吻合网。

（神经）正当额之神经外侧支，及枕大神经会合支处。

主治： 脑瘤、半身不遂、四肢无力、虚弱、气喘、肺机能弱之坐骨神经痛、背痛、神经失灵等病症。

取穴： 在州圆穴直前 1 寸 5 分位置处取穴。

指法： 指按、指压或用硬物点按刺激 7 至 15 分钟。

针刺： 入针 1 至 3 分深。

说明及发挥： 本穴位置与膀胱经之承光穴相符。承光穴属于足太阳膀胱经，有清热明目、祛风通窍等作用。足太阳经膀胱与肺通，能治疗肺气不足疾病以及背痛。

治疗脑瘤则左脑生瘤取右穴，右脑生瘤取左穴。常与州圆穴或州昆穴以倒马针并用，以加强疗效。

前会穴

部位： 在正会穴前 1 寸 5 分位置处。

解剖： 脑之副神经。

（肌肉）在帽状腱膜中。

（血管）有左右颞浅动脉与静脉吻合网。

（神经）在额之神经分支，及枕大神经分支的结合处。

主治： 头昏、眼花、脑涨、神经衰弱、惊风、癫狂等病症。

取穴： 在正会穴直前 1 寸 5 分位置处取穴。

指法： 指按、指压或用硬物点按刺激 7 至 15 分钟。

针刺： 入针 1 至 3 分深。

说明及发挥： 本穴位置与督脉前顶穴相符，常与正会穴、后会穴倒马并用。

后会穴

部位： 在正会穴直后 1 寸 6 分位置处。

解剖： 脑之总神经，脊椎神经。

（肌肉）即帽状腱膜中。

（血管）有左右枕动脉与静脉吻合网。

（神经）布有枕大神经之分支。

主治： 骨结核、头痛、头晕、脊椎骨痛（对第十九至第二十一椎最有效）、脑充血、中风后遗症、半身不遂、神经麻痹、精神障碍等病症。

取穴： 在正会穴直后 1 寸 6 分位置处取穴。

指法： 指按、指压或用硬物点按刺激 7 至 15 分钟。

针刺： 入针 1 至 3 分深。

说明及发挥： 本穴位置与督脉后顶穴位置相符，与神门穴、正会穴、镇静穴相伍治疗精神障碍颇佳。本穴单独应用治疗尾椎疼痛极佳。

本穴连同前述之正会、州圆、州仑、州昆、前会等穴镇定及活络作用均极强，治疗半身不遂及各种风症概为常用。

总枢穴

部位： 在头部入发际 8 分位置处。

解剖： 丹田神经。

（肌肉）即枕骨和第一颈椎之间。

（血管）有枕动脉分支，及棘突间静脉丛。

（神经）第三枕神经与枕大神经之支分布处。

主治： 呕吐、六腑不安、项痛、心脏衰弱、霍乱、发言无声等病症。

取穴： 在头部入发际 8 分位置处取穴。

指法： 指按、指压或用硬物点按刺激 7 至 15 分钟。

针刺： 入针 1 至 2 分深，或用三棱针点刺出血最有效。

说明及发挥： 本穴位于督脉风府穴下 2 分位置处，疗效颇相似，长于疏解脑府之风邪，是面部疾病常用要穴。应用本穴多以三棱针点刺出血。

治疗上述各病症，以三棱针点刺确有特效，以二十六号针施治效果亦佳，唯不宜刺入太深。

对于本穴一般入针禁止超过 3 分深，但失音者可针至 3 分深，使其发音恢复正常。用三棱针出血时，应用手将本穴之肌肉捏起，而后刺之。

镇静穴

部位：在两眉头之间正中上 3 分位置处。

解剖：脑神经。

（肌肉）有前头肌以及前头筋。

（血管）有额动脉与静脉分支。

（神经）前头神经及三叉神经。

主治：神经错乱、四肢发抖、两腿酸软、四肢神经麻痹、失眠、小儿梦惊、高血压、眼球疼痛等病症。

取穴：在两眉头之间正中之上 3 分位置处取穴。

指法：指按、指压或用硬物点按刺激 7 至 15 分钟。

针刺：入针 1 至 2 分深，由上往下扎（即皮下针）。

说明及发挥：本穴与经外奇穴之印堂穴位置相符，除皮下针外，有时还可以点刺出血。颇有祛风热、宁神志的功效。本穴应与正会穴配针，才有疗效。

强刺激并留针，对于急性腰扭伤极有效。长时间埋针则为治疗前额痛的特效针，本穴治疗鼻炎时宜与太阳穴同时点刺出血。

上里穴

部位：在眉头上 2 分位置处。

解剖：肺之区支神经，眼神经。

（肌肉）有额肌及皱眉肌。

（血管）正当额动脉与静脉。

（神经）额神经内侧支分布处。

主治： 眼昏、头痛等病症。

取穴： 在眉头之上 2 分位置处取穴。

指法： 指按、指压或用硬物点按刺激 7 至 15 分钟。

针刺： 入针 1 至 2 分深，或用三棱针点刺出血。

说明及发挥： 本穴位置与膀胱经之攒竹穴相符，攒竹穴能疏通膀胱经经气，主治膀胱经循行所过病症，治疗眼部疾病效果佳。本穴可治疗头痛，为治疗头痛要穴。

四腑二穴

部位： 在眉毛之中央上 2 分位置处。

解剖： 肺之区支神经，眼神经。

（肌肉）即额肌中。

（血管）有额动脉与静脉外侧支。

（神经）正当额神经外侧支。

主治： 小腹胀、眼昏、头痛等病症。

取穴： 在眉中央之直上 2 分位置处取穴。

指法： 指按、指压或用硬物点按刺激 7 至 15 分钟。

针刺： 入针 1 至 2 分深。

说明及发挥： 本穴与经外奇穴之鱼腰穴以及手少阳三焦经穴之丝竹空穴邻近，能治疗头痛、头昏。

四腑一穴

部位： 在眉尖之上 2 分位置处。

解剖： 肺之区支神经，眼神经。

（肌肉）即皮下组织通过眼轮肌而达到前头骨。

（血管）即此分布着浅侧头动脉与静脉。

（神经）颜面神经、耳介侧头神经的分支等。

主治： 小腹胀、眼昏、头痛等病症。

取穴： 在眉尖之上 2 分位置处取穴。

指法： 指按、指压或用硬物点按刺激 7 至 15 分钟。

针刺： 入针 1 至 2 分深。

说明及发挥： 四腑一穴、四腑二穴当全息之大小肠所在，当然治疗腹胀。四腑一穴、四腑二穴与上里三穴用三棱针同扎出血，为治疗临时头痛之特效针。

正本穴

部位： 鼻尖端正中凹陷位置处。

解剖： 肺之交叉区神经。

（肌肉）即鼻尖软骨中。

（血管）有面动脉与静脉鼻背支。

（神经）布有筛前神经鼻外支（眼神经分支）。

主治： 敏感性鼻炎等病症。

取穴： 于鼻尖端以手摸之左右各有小软骨中有陷凹位置处取穴。

指法： 指按、指压或用硬物点按刺激 7 至 15 分钟。

针刺： 入针 1 至 2 分深。

说明及发挥： 本穴即督脉之素髎穴，回阳救逆、开窍泄热、调理气血、提神醒脑颇佳。

本穴邻近大肠经及胃经（手足阳明经），督为诸阳之会，阳明经多气多血，因此本穴调理气血以及通阳急救的作用甚强。点刺能治酒渣鼻、鼻黏膜肥大、鼻塞等。

马金水穴

部位： 在外眼角直下至颧骨下缘陷凹位置处。

解剖： 肾神经，肺之副支神经。

（肌肉）即颧骨颌突的后下缘后咬肌的起始部颧肌中。

（血管）即面横动、静脉分支。

（神经）分布着面神经颧支，由三叉神经第二、三支司感觉。

主治： 肾结石、闪腰、岔气、肾脏炎、鼻炎、面部神经功能紊乱等病症。

取穴： 在外眼角之直下至颧骨下缘1分5寸陷凹位置处取穴。

指法： 指按、指压或用硬物点按刺激7至15分钟。

针刺： 入针1至3分深。

说明及发挥： 本穴即与小肠经之颧髎穴邻近，治疗上述各症确有卓效。马金水，肺五行属金，肾为水脏，金水相通，肺金与肾水相生，顾名思义可作用于肺、肾，补肾及理气，治疗闪腰、岔气、腰痛效果亦佳。

下针后痛楚立即解除者，表示取穴正确；起针后出血，表示取穴不准。

马快水穴

部位： 在马金水穴之直下4分位置处。

解剖： 肾神经，膀胱神经。

（肌肉）即颧骨颌突的后下缘后咬肌的起始部颧肌中。

（血管）有面横动、静脉分支。

（神经）分布着面神经颧支。由三叉神经第二、三支司感觉。

主治： 膀胱结石、膀胱炎、小便频数、腰脊椎骨痛、鼻炎等病症。

取穴： 在马金水直下4分，约与鼻下缘齐位置处取穴。

指法： 指按、指压或用硬物点按刺激7至15分钟。

针刺： 入针 1 至 3 分深。

说明及发挥： 马快水穴位于马金水穴下边，治疗部位亦往下，两穴倒马并用，治疗肾结石及膀胱结石，效果甚佳。

腑快穴

部位： 与鼻下缘齐平，鼻角外开 5 分位置处。

解剖： 肾之神经，六腑神经。

（肌肉）即鼻翼外缘沟中央上唇方肌中，在深部为梨状孔的边缘。

（血管）有面动脉与静脉，及眶下动脉分支神经的吻合处。

（神经）颜面方筋下眼窝动脉与静脉，及下眼窝神经。

主治： 腹胀、腹疼痛、疝气等病症。

取穴： 与鼻下缘齐平，从鼻角向外横开 5 分位置处取穴。

指法： 指按、指压或用硬物点按刺激 7 至 15 分钟。

针刺： 入针 1 至 3 分深。

说明及发挥： 本穴为胃与大肠经的交会点，能治疗腹胀、腹痛，又大肠与肺通，能理气治疗疝气。

六快穴

部位： 在人中（鼻至唇中央）向外平开 1 寸 4 分位置处。

153

解剖: 分泌神经。

(肌肉) 即鼻翼外缘沟中央上唇方肌中, 在深部为梨状孔的边缘。

(血管) 有面动脉与静脉。

(神经) 颜面方筋下眼窝动脉与静脉, 及下眼窝神经, 眶下动脉神经的吻合处。

主治: 尿道结石、尿道炎等病症。

取穴: 从人中央向外平开 1 寸 4 分位置处取穴。

指法: 指按、指压或用硬物点按刺激 7 至 15 分钟。

针刺: 入针 1 至 3 分深。

说明及发挥: 本穴全息对应下焦, 六快穴下为分泌神经, 直接作用尿道, 是治疗尿道炎、尿道结石特效穴。与马快水穴配针治尿道结石。

七快穴

部位: 在嘴角外侧 5 分位置处。

解剖: 肺神经。

(肌肉) 即口轮匝肌中, 在深层为颊肌。

(血管) 有面动脉与静脉。

(神经) 分布着面神经之分支。

主治: 面部麻痹、肺虚弱、尿道结石等病症。

取穴： 在嘴角外开 5 分位置处取穴。

指法： 指按、指压或用硬物点按刺激 7 至 15 分钟。

针刺： 三棱针点刺出血。

说明及发挥： 本穴位置与胃经之地仓相符，为治疗颜面神经麻痹常用穴。右脸麻痹取左穴，左脸麻痹取右穴。本穴位于六快穴之下，亦治疗尿道疾病。

木枝穴

部位： 在马金水穴向外上方斜开 1 寸位置处。

解剖： 肝胆神经。

（肌肉）即颧弓下缘，在皮下有腮腺，为咬肌起部。

（血管）有面横动脉与静脉，在最深层为颌动脉与静脉。

（神经）正当面神经颧眶支，及耳颞神经分支，最深层为下颌神经。

主治： 肝虚、胆虚、胆结石、小儿夜啼等病症。

取穴： 从马金水穴向外上方斜开 1 寸位置处取穴。

指法： 指按、指压或用硬物点按刺激 7 至 15 分钟。

针刺： 入针 1 至 3 分深。

说明及发挥： 木枝穴顾名思义，木者肝也，木枝者胆也，治疗各种胆病，尤其是胆结石，确具卓效。本穴与胃经之下关穴邻近，下关为胃经胆经之会穴，治胆病有甚效。治疗胆虚所致各病，效果亦佳。

治疗老人双脚无力亦有效。治疗小儿夜啼配以中冲放血极有效。

水通穴

部位： 在嘴角下 4 分位置处。

解剖： 肾神经。

（肌肉）即口轮匝肌下, 在深层为颊肌。

（血管）有颏动脉与静脉分支。

（神经）分布着下颌下神经节, 及面神经之分支。

主治： 风湿病、肾虚疲劳、头晕、眼花、肾虚、肾亏、腰痛、闪腰、岔气等病症。

取穴： 在嘴角直下 4 分位置处取穴。

指法： 指按、指压或用硬物点按刺激 7 至 15 分钟。

针刺： 针由内向外斜扎, 入针 1 至 5 分深。

说明及发挥： 水通即通于水, 又肾为水脏, 故治疗肾脏病变有甚效, 又在全息分布之下焦, 治疗肾腰病有甚效。

水金穴

部位： 在水通穴向里平开 5 分位置处。

解剖： 肾神经。

（肌肉）即口轮匝肌下，在深层为颊肌。

（血管）有颏动脉与静脉分支。

（神经）分布着下颌下神经节，及面神经之分支。

主治： 风湿病、肾虚疲劳、头晕、眼花、肾亏、腰痛、闪腰、岔气等病症。

取穴： 自水通穴向里平开 5 分位置处取穴。

指法： 指按、指压或用硬物点按刺激 7 至 15 分钟。

针刺： 针由内向外斜扎，入针 1 至 5 分深。

说明及发挥： 水通、水金二穴均主治疗肾病症，下针时不必拘泥穴位。一般而言，出现该穴主治病症时，此二穴附近常出现乌青，若就发青处针之，效果尤佳。

水金、水通二穴顺气的作用极强，对于咳嗽、气喘、打呃（打嗝）、腹胀、呕吐、干霍乱等皆有特效，对于肾亏所致各病，本穴又有补虚之效，为董氏常用要穴之一。

本穴针刺时向颧骨方向贴皮下针，可针至 1 寸 5 分，治疗咳嗽、气喘立见大效，其效果非十四经穴可及。

本穴组所在及所刺入之处，正当全息倒像之气管及肺所在之处，顺像为下焦肾气所在，故本组穴补气益肾作用极强，名为水金、水通，名副其实。

玉火穴

部位： 在眼中央直下的颧骨直下陷凹位置处。

解剖： 心、肝神经。

（肌肉）即浅层为上唇方肌，在深层为犬齿肌。

（血管）有面动脉与静脉，及眶下动脉与静脉之分支。

（神经）为面神经，及眶下神经分支分布处。

主治： 坐骨神经痛、肩臂痛、四肢痛、膝盖痛、颧骨痛、腮骨痛等病症。

取穴： 在眼中央正下方的颧骨直下陷凹位置处取穴。

指法： 指按、指压或用硬物点按刺激 7 至 15 分钟。

针刺： 入针 1 至 3 分深。

说明及发挥： 本穴作用于心肝，以调血为主，治疗血虚、血瘀之病。

本穴为镇痛要穴，善于治疗血虚、血瘀所致的各种疼痛。

鼻翼穴

部位： 在鼻翼上端的沟陷中位置处。

解剖： 肺、肾、脾神经。

（肌肉）即鼻尖边软骨陷中。

（血管）有面动脉与静脉鼻背支。

（神经）布有筛前神经鼻外支，眼神经分支。

主治：眉棱骨痛、头昏眼花、肾亏、半身不遂、四肢骨痛、脸面麻痹、舌痛、舌硬、舌紧、偏头痛、喉痛等病症。

取穴：在鼻翼中央上端的沟陷中位置处取穴。

指法：指按、指压或用硬物点按刺激 7 至 15 分钟。

针刺：入针 1 至 2 分深。

说明及发挥：鼻翼与玉火二穴均为镇痛要穴，本穴善于治疗气虚、血虚、血瘀所致之各种疼痛。鼻翼穴尚能消除疲劳，提神醒脑尤为妙用。董氏常用此穴治疗坐骨神经痛。

州火穴

部位：在耳尖上 1 寸 5 分位置处。

解剖：心之神经。

（肌肉）即颞肌中。

（血管）有颞浅动脉与静脉顶支。

（神经）布有颞神经和枕大神经会合支。

主治：心悸、风湿性心脏病、四肢无力、腰痛等病症。

取穴：用手压耳抵头，在耳尖上 1 寸 5 分位置处取穴。

指法：指按、指压或用硬物点按刺激 7 至 15 分钟。

针刺：入针 1 至 3 分深。

说明及发挥：州火穴顾名思义作用于心，心与胆通（位于胆经循行线上），能治疗心血管病、四肢无力及腰痛。

州金穴

部位： 在州火穴后 1 寸位置处。

解剖： 肺之神经。

（肌肉）即颞肌，及其腱膜。

（血管）在耳后动脉与静脉分支。

（神经）枕大神经分布处。

主治： 腰痛、坐骨神经痛、风湿病心脏病等病症。

取穴： 自州火穴向后 1 寸位置处取穴。

指法： 指按、指压或用硬物点按刺激 7 至 15 分钟。

针刺： 入针 1 至 3 分深。

说明及发挥： 州金穴顾名思义作用于肺，董氏作用于肺之穴位多能治疗坐骨神经痛。又此穴在三焦胆经以及膀胱经交会处，治疗上述病症当然有效。

州水穴

部位： 在后脑高骨的中央及其上 8 分位置处。

解剖： 肾之神经。

（肌肉）即颞肌及其腱膜。

（血管）即枕肌中有枕动脉与静脉分支。

（神经）正当枕大神经之分支。

主治： 腰部脊椎骨痛、下肢麻痹、神经无力等病症。

取穴： 在后脑高骨尖端中央是 1 穴，上 8 分位置处又是 1 穴，共计有 2 穴。

指法： 指按、指压或用硬物点按刺激 7 至 15 分钟。

针刺： 入针 2 至 3 分深。

说明及发挥： 州水穴在督脉上，当然能治疗腰脊椎病，督脉穴有温阳作用，治疗下肢无力与风府穴理相近。

第十一章　后背部位

分枝上穴

部位： 在肩胛骨以及肱骨连接叉口下位置处。

解剖： 分泌神经。

（肌肉）即肩关节后下方，在肩胛骨外侧缘，三角肌后缘，下层是大圆肌。

（血管）有旋肩胛动脉。

（神经）分布着腋神经之分支，最深部上方为桡神经，有小圆筋回旋腋下之神经、肩胛之神经。

主治： 药物中毒，蛇、蝎、蜈蚣等虫毒，狐臭，口臭，糖尿病，疯狗咬伤, 小便痛, 血淋, 淋病, 食物中毒, 服毒自杀 (轻则可治, 重则难医), 全身发痒, 煤气中毒, 原子尘中毒, 乳腺炎等病症。

取穴: 在肩峰突起后侧直下的腋缝中, 在肩胛关节的下1寸位置处取穴。

指法: 指按、指压或用硬物点按刺激7至15分钟。

针刺: 入针1寸至1寸5分深。

说明及发挥: 本穴穴名分枝, 与内分泌有关, 枝者, 穴在后背最旁边, 犹似旁枝。有疏利三焦, 调整内分泌, 增强免疫机能的作用。

分枝下穴

部位: 在分枝上穴稍向内斜下1寸5分位置处。

解剖: 分泌神经。

(肌肉) 即肩关节的后下方, 在肩胛骨外侧缘, 三角肌后缘与下层是大圆肌。

(血管) 有旋肩胛动脉。

(神经) 分布着腋之神经分支, 最深部上方为桡神经, 有小圆筋回旋腋下之神经、肩胛之神经。

主治: 药物中毒, 蛇、蝎、蜈蚣等虫毒, 狐臭, 口臭, 糖尿病, 疯狗咬伤, 小便痛, 血淋, 淋病, 食物中毒, 服毒自杀 (轻则可治, 重则难医), 全身发痒, 煤气中毒, 原子尘中毒, 乳腺炎等病症。

取穴： 在分枝上穴之直下 1 寸 5 分，再向内横开 5 分位置处取穴。

指法： 指按、指压或用硬物点按刺激 7 至 15 分钟。

针刺： 入针 5 分至 1 寸深。

说明及发挥： 分枝下穴在肩贞穴旁，为小肠脉气所发，能分清泌浊，董氏之分泌神经是指其有泌别清浊、利尿利湿之作用。

本穴通常为分枝上穴之配针。

七星穴

部位： 即总枢穴下 1 寸位置处之分枢穴，下 2 寸位置处之时枢穴，以及向两旁横开 8 分位置处 1 寸之支禹穴，及支禹穴下 1 寸之士禹穴（共 7 穴）。

解剖： 总枢、分枢及时枢三穴属脑总神经，两支禹及士禹属肺分支神经。

（血管）有枕动脉与静脉分支，及棘突间静脉丛。

（神经）为第一至第五枕神经分布处。

主治： 呕吐（五脏不安）、感冒头痛、小儿高热、小儿急慢性各种风症。

取穴： 详见上述部位应用取穴。

指法： 指按、指压或用硬物点按刺激 7 至 15 分钟。

针刺： 用三棱针点刺出血。

说明及发挥： 本穴治疗上述疾病确有疗效，因为有 7 个穴位，故称七星，但并不需要每个穴都针，一般只需针总枢穴、分枢穴即能达到疗效，点刺出血效果更佳。

本穴组包括督脉及膀胱经穴位，膀胱经主表，能治疗感冒，督脉统诸阳，能调寒热。由于穴位相近，取风府穴、哑门穴疗效亦同，但以刺出血为主。放血时，应用拇指与食指捏起穴位肌肉，然后对准穴位扎针出血。扎小儿应特别注意，以免上伤脑部总神经，下伤丹田，致耳聋音哑。

五岭穴

部位： 包括五道穴线，第一道穴线从大椎骨下第二节江口穴起，每下一节为 1 穴，其顺序依次为火曲穴、火云穴、火长穴、火明穴、火校穴、火门穴、土月穴、土泄穴，直至第十椎下土克穴为止，共 10 穴。第二道穴线（左右共两条）从江口穴向左右平开四指，金北穴起每下 1 寸为 1 穴，其顺序为金斗穴、金吉穴、金陵穴、木东穴、木杜穴直至木梅穴为止，共 8 穴。第三道穴线（左右共两条）从第二条线向外横开四指，共有金枝穴、金精穴、金神穴、木原穴、木太穴、木菊穴、木松穴，共 7 穴，每穴间隔约 1 寸。

解剖： 肺之支神经，六腑神经。

（肌肉）有腰背肌膜、棘上韧带与棘间韧带。

（血管）棘突间皮下静脉丛。

（神经）分布有第八颈神经至第五胸神经后支内侧支神经干。

五岭穴各穴，从火云穴至火门穴属心之神经。从土月穴至土克穴属脾之神经。从火金穴以上属心肺交叉神经。从火金穴以下，左边属肺神经，右边属肝神经。从金神穴以上属肺之神经。从金神穴以下，左边属肺脾交叉神经，右边属肝肺交叉神经。

主治： 高血压、重感冒、高热、发冷，突然头晕、头痛、手足麻痹、半身不遂，阴霍乱、阳霍乱、呕吐、诸痧症、血管硬化之腰痛、干霍乱、急性胃痛等病症。

取穴： 详见上述部位应用取穴。

指法： 指按、指压或用硬物点按刺激 7 至 15 分钟。

针刺： 用三棱针扎出血。

说明及发挥： 五岭穴因针刺穴位为五行排列，且位于身体较高之脊背部位，故称五岭穴。

五岭穴之第一行为脊椎线，自第二椎起，即在大椎骨下第二节起，每下 1 节位置处是 1 穴，至第十椎下止，共计有 10 穴；第二行自第二椎，即在大椎骨下底节旁开 3 寸，每下 1 寸位置处是 1 穴，共计有 8 穴，两旁共计有 16 穴；第三行自第二椎，即在大椎骨下第 2 节旁开 6 寸，每下 1 寸位置处是 1 穴，共计有 7 穴，两旁共计有 14 穴。上述各穴除第一行位于脊椎只有一条外，第二、三行左右对称排列，因此共计有 40 个穴点。

五岭穴组包含 40 个分穴，各穴各以其五行属性命名，取名土的作用于脾, 取名火的作用于心, 取名金的作用于肺, 取名木的作用于肝, 第一行与督脉重复, 第二行与膀胱经重复, 穴位不再比对说明, 因系以点刺治疗, 作用与督脉及膀胱经有出入, 因此另立学名。

为方便应用取穴, 可用以下方法记忆:"一椎直下连10穴, 一椎旁3连8穴, 一椎旁6连7穴。"

扎针部位应先以酒精棉球擦净, 然后以手指或针柄按压穴位始可扎之。

治疗时不必根据40针均针, 根据上述疾病的原因以及症状牵连的脏腑, 按前述解剖有关之脏腑神经解剖部位施针, 完全以点刺出血为主。

双凤穴

部位: 自大椎骨以下第二与第三脊椎骨间, 向左右横开1寸5分位置处之火凤穴起, 每下1寸位置处是1穴, 其顺序为火主穴、火妙穴、火巢穴、火重穴、火花穴、火蜜穴, 共7穴, 左右共计有14穴。

解剖: 心之神经。

(肌肉) 有腰背筋膜、棘上韧带及棘间韧带。

(血管) 即第三至第八肋间动脉背侧支, 棘间皮下静脉丛分布处。

（神经）有第三至第八肋间神经后支之内侧支。

主治： 手痛脚痛、手麻脚麻、手足血管硬化等病症。

取穴： 详见上述部位应用取穴。

指法： 指按、指压或用硬物点按刺激7至15分钟。

针刺： 用三棱针点刺出血。

说明及发挥： 双凤穴顾名思义计有两行，点刺时以患侧为主，以加强通调气血之效。

本穴治疗手脚痛、麻效果甚好，左病针左穴，右病针右穴。

九猴穴

部位： 自第1胸椎旁开0.5寸，包括火凤穴起，每下1寸位置是1穴，依次为火主穴、火妙穴，计有3穴；大椎旁开3寸位置，自金堂穴起，每下1寸位置是1穴，依次为金北穴、金斗穴、金吉穴，计有4穴；第二椎旁开6寸是金枝穴，其下1寸位置处是金精穴，计有2穴，总计有9穴，为治疗猴痧要穴，故称为九猴穴。

解剖： 心、肺神经。

（肌肉）有腰背肌膜、棘上韧带及棘间韧带。

（血管）即棘突间皮下静脉丛。

（神经）分布有第八颈神经至第五胸神经后支内侧支神经干。

主治： 猴痧、72种痧症。

取穴： 详见上述部位应用取穴。

指法： 指按、指压或用硬物点按刺激 7 至 15 分钟。

针刺： 用三棱针点刺出血。

说明及发挥： 九猴穴为治疗猴痧之要穴，为方便应用取穴，可用以下方法记忆："1 椎寸半连 3 穴，1 椎旁 3 连 4 穴，2 椎旁 6 连 2 穴。"本组 9 穴能清肺泻火，治疗痧症。

三金穴

部位： 自第三、第四、第五胸椎旁开 3 寸位置处各有 1 个穴点，包括金斗穴、金吉穴、金陵穴，共计有 3 穴点。

解剖： 心、肝交叉神经。

（肌肉）有斜方肌及菱形肌，深层为最长肌。

（血管）布有第三至第五肋间动脉与静脉。

（神经）背侧支及内侧支。

主治： 膝盖痛等病症。

取穴： 详见上述部位应用取穴。

指法： 指按、指压或用硬物点按刺激 7 至 15 分钟。

针刺： 用三棱针点刺出血。

说明及发挥： 金斗、金吉、金陵 3 穴相当于膀胱经之魄户、膏肓、神堂穴，点刺出血少许，治疗久年膝关节疼痛，确有立竿见影之效。

三穴皆以金字开头, 故称为三金, 与肺之魄户、心包之膏肓、心之神堂相关, 能强心治膝, 以上治下并以点刺治疗。

精枝穴

部位: 第二、第三胸椎旁开 6 寸位置处, 包括金精、金枝共计有 2 穴点。

解剖: 肺、肾交叉神经。

(肌肉) 在肩胛冈内端边缘, 有斜方肌、菱形肌, 深层为髂肋肌。

(血管) 有第三至第五肋臂动脉背侧支、颈横动脉降支。

(神经) 胸神经、肩胛背神经, 最深层肋间神经干。

主治: 小腿发胀、小腿痛等病症。

取穴: 详见上述部位应用取穴。

指法: 指按、指压或用硬物点按刺激 7 至 15 分钟。

针刺: 用三棱针点刺出血。

说明及发挥: 精枝穴含金精、金枝 2 穴, 点刺出血, 治疗小腿酸胀疼痛, 效果极为迅速而突出。

金林穴

部位: 分别位于第四、第五、第六椎外开 6 寸位置处, 包括金神穴、木原穴、木太穴, 计有 3 穴。

解剖： 肺总神经，右属肝肾交叉神经，左属脾肾交叉神经。

（肌肉）在肩胛冈内端边缘，有斜方肌、菱形肌，深层为髂肋肌。

（血管）有第三至第六肋间动脉背侧支。

（神经）有第三至第六胸之神经后支内侧皮支。

主治： 坐骨神经痛、大腿痛等病症。

取穴： 详见上述部位应用取穴。

指法： 指按、指压或用硬物点按刺激 7 至 15 分钟。

针刺： 用三棱针点刺出血。

说明及发挥： 金林穴这组穴位位于精枝穴下，点刺治疗大腿及坐骨神经痛确有卓效。

顶柱穴

部位： 自金吉穴起，包括金陵、火金、木东、木杜、木梅、金神、木原、木太、木菊、木松等 11 穴，两边共计有 22 穴。

解剖： 右属心肝肺交叉神经，左属心肝脾交叉神经。

（肌肉）有斜方肌、菱形肌，深层为最长肌。

（血管）布有第三至第九肋间动脉与静脉背侧支。

（神经）内侧支正当第三至第九神经后支内侧皮支。

主治： 腰痛、闪腰、岔气等病症。

取穴： 详见上述部位应用取穴。

指法： 指按、指压或用硬物点按刺激 7 至 15 分钟。

针刺： 用三棱针点刺出血。

说明及发挥： 顶柱穴计有 11 穴，分两行排列，两侧合计则为 22 穴。第四椎至第九椎每椎旁开 3 寸位置处各是 1 穴，计有 6 穴，第四椎至第八椎每椎旁开 6 寸位置处各是 1 穴，计有 5 穴。可记忆为："4 椎旁 3 连 6 穴，4 椎旁 6 连 5 穴。"

后心穴

部位： 自含大椎骨下第四个脊椎关节位置处火云穴起，火长、火明、火校、火门、土月等计有 6 穴，及脊椎旁开 1 寸 5 分位置处火妙穴起，火巢、火重、火花等计有 4 穴，两边共计有 8 穴，与旁开 3 寸位置处金吉起，金陵、火金计有 3 穴，两边共计有 6 穴。

解剖： 心之总神经。

（肌肉）有斜方肌、菱形肌，深层为最长肌。

（血管）布有第六至第九肋间动静脉。

（神经）背侧支及内侧支，正当第六至第九胸之神经后支内侧皮支，深层为第六至第九胸之神经后支外侧皮支。

主治： 羊毛痧、疔疮、心脏衰弱、胃病、风寒重感冒、中风、诸种急性痧症等病症。

取穴： 详见上述部位应用取穴。

指法： 指按、指压或用硬物点按刺激 7 至 15 分钟。

针刺： 用三棱针点刺出血。

说明及发挥： 本组穴治疗上述各症确有卓效。

可以如下方法记忆："4 椎直下连 6 穴，4 椎寸 5 分连 4 穴，4 椎旁 3 连 3 穴。"

治疗羊毛痧时，应用三棱针对着紫点（重者现黑点）将毛丝抽出。治疗疮、心脏衰弱以及胃病，用三棱针点刺出血，限于四肢以及面部疔疮。

感冒三穴

部位： 大椎骨凹陷位置处为 1 个穴点（即督脉陶道穴），第五椎旁开 3 寸位置处（膀胱经魄户穴），左右各有 1 个穴点，计有安全穴、金斗穴（两边）共 3 穴。

解剖： 脊椎总神经及四肢神经。

（肌肉）有腰背筋膜、棘上韧带及棘间韧带。

（血管）为第一与第二肋间动脉背侧支及棘间皮下静脉丛。

（神经）第一、第二肋间神经后支之内侧支，胸神经后支与肋神经。

主治： 重感冒等病症。

取穴： 安全穴在大椎骨下缘陷凹位置处取穴，金斗穴在大椎下第五椎旁开 4 指位置处取穴。

指法： 指按、指压或用硬物点按刺激 7 至 15 分钟。

针刺：用毫针，皮下针。

说明及发挥：安全穴（陶道穴）连同两侧之金斗穴（魄户穴）计有3穴，治感冒有甚效，故称感冒三穴。或说已有感冒一、二穴，本穴组便称为感冒三穴。

安全穴（陶道穴）在督脉上，督脉统诸阳，金斗穴（魄户穴）在膀胱经上，主表且与肺通，亦在后背与肺相应，3穴治疗感冒均甚有效。用三棱针点刺效更佳。

水中穴

部位：即第十三椎下旁开1寸5分位置处。

解剖：肾总神经。

（肌肉）针经由皮下组织，及通过背阔肌、下后锯肌及最长肌而达斜方肌浅层。

（血管）分布第十一胸之神经的后皮支以及附带的动静脉。

（神经）腰神经的肌支以及第二腰动脉与静脉后支。

主治：肾亏、肾脏炎、妇科经脉不调、便秘、口渴、腰脊椎骨痛等病症。

取穴：在第十三椎下旁开1寸5分位置处取穴。

指法：指按、指压或用硬物点按刺激7至15分钟。

针刺：入针8分至1寸深。

说明及发挥：水中穴与膀胱经之三焦俞邻近。

水腑穴

部位： 在第十四椎下旁开 1 寸 5 分位置处。

解剖： 肾总神经。

（肌肉）即腰背筋膜，在最长肌和髂肋肌之间。

（血管）有第二腰动脉与静脉，背侧支及内侧支。

（神经）有第一神经的后支外侧皮支，及深层为第一腰神经后支外侧皮支。

主治： 脊椎骨痛、弯曲困难、月经不调、肾虚、肾脏炎、口渴、便秘、肠炎、失眠、阳痿、早泄、头痛、糖尿病、闪腰、岔气、头晕眼花、腰酸背痛、急性肾炎、膀胱结石、小便不通、死胎不下等病症。

取穴： 在第十四脊椎下旁开 1 寸 5 分位置处取穴。

指法： 指按、指压或用硬物点按刺激 7 至 15 分钟。

针刺： 入针 8 分至 1 寸深。

说明及发挥： 水腑穴与膀胱经之肾俞邻近。

三江穴

部位： 自含第十三椎下之分线穴起，每下 1 节为 1 穴，其顺序依次为水分、水克、水管、六宗、凤巢、主巢 7 穴，第十四椎下旁开 4 指位置处，自六元穴起，依次为六满、六道、华巢、环巢、河巢 6 穴，两边共计有 12 穴。

解剖：肾神经及六腑神经。

（肌肉）有腰背筋膜、棘上韧带及脊间韧带。

（血管）分布腰动脉后支、棘突间皮下静脉丛，腰神经后肢内侧支，有强韧的骶尾带，有骶中动、静脉脉后支及棘突间脉丛。

（神经）有尾骨神经分支分布，及上臀神经与坐骨神经、下臀神经。

主治：经闭、子宫炎、肠炎、闪腰、岔气、急性肠炎等病症。

取穴：详见上述部位应用取穴。

指法：指按、指压或用硬物点按刺激 7 至 15 分钟。

针刺：用三棱针点刺出血。

说明及发挥：三江穴包含两侧之双河穴及中央十三椎下每下一椎位置处是 1 穴之连续 7 穴，计有 3 行，故称为三江穴。除治疗上述症状外，亦含有双河穴之疗效，可记忆为："13 椎下连 7 穴，14 旁 3 连 6 穴。"

上述即为局部病，但因为包含双河穴，所以亦可治疗手臂痛、肩膀痛。

双河穴

部位：自第十四椎旁开 3 寸位置六元穴起，每下 1 寸位置各是 1 穴，依次为六满穴、六道穴、华巢穴、环巢穴、河巢穴，计有 6 穴，两边共计有 12 穴。

解剖： 肾神经, 六腑交叉神经。

（肌肉）在骶棘肌起部与臀大肌起始部之间。

（血管）有骶外侧动脉与静脉后支外侧支分布。

（神经）第二与第三骶神经后支外侧支, 并有交通支与第一骶神经交通, 又有腰五神经后支。

主治： 手臂痛、肩背痛等病症。

取穴： 详见上述部位应用取穴。

指法： 指按、指压或用硬物点按刺激 7 至 15 分钟。

针刺： 用三棱针点刺出血。

说明及发挥： 双河穴亦为两行, 位于自第十四椎旁开 3 寸起, 每下一椎旁开 3 寸各 1 穴, 计有 6 穴, 两侧合计有 12 穴, 其位置分布与膀胱经符合, 可记忆为："14 椎旁 3 连 6 穴。"

董氏以背治疗下肢病, 以腰臀治疗上肢病, 此亦"泻络远针"（即刺血以远处施针为主）, 及全息对应之应用（即根据等高对应、手足顺对、手足逆对、手躯顺对、手躯逆对、足躯顺对、足躯逆对、上下对应、前后对应等对应取穴）。

双河穴点刺放血, 出黑血有效, 出红血无效。

冲霄穴

部位： 自含第二十椎下凹陷位置处妙巢穴, 第二十一椎下凹陷位置处及第二十一椎下凹陷下方 1 寸位置处, 共计有 3 穴点。

解剖： 小脑神经。

（肌肉）小臀肌。

（神经）上臀神经与皮神经及坐骨神经。

（血管）上臀动脉与静脉。

主治： 小脑痛、小脑发胀、项骨正中胀痛等病症。

取穴： 详见上述部位应用取穴。

指法： 指按、指压或用硬物点按刺激 7 至 15 分钟。

针刺： 用三棱针点刺出血。

说明及发挥： 本组穴治疗上述各症及后头痛，确具卓效。

第十二章　前胸部位

喉蛾九穴

部位： 在喉结正中央及上 1 寸与下 1 寸 5 分位置处，另加该 3 处左右旁开 1 寸 5 分处，共计有 9 穴点。

解剖： 肺神经。

（血管）舌动、静脉。

（神经）由皮下组织通过颚舌骨肌及颐舌骨肌而达到舌骨

体，在此分布着舌下神经分支、舌神经以及颈横神经。

主治：喉蛾、喉痛、甲状腺炎、喉痒、痰塞喉管不出（呼吸困难，其状如哮喘）等病症。

取穴：详见上述部位应用取穴。

指法：指按、指压或用硬物点按刺激 7 至 15 分钟。

针刺：用三棱针点刺出血。

注意：扎针时需将穴部皮肉捏起，以免扎伤筋及软骨。

说明及发挥：喉蛾九穴因治喉蛾（白喉），并且有 9 穴而得名。

其原理是，局部治病，急症为主，刺血较浅，既效速又安全。

十二猴穴

部位：平行锁骨下 1 寸 3 分位置处是 1 穴，内、外旁开 1 寸位置处各 1 穴，共 3 穴，此 3 穴下 1 寸 5 分位置处又有 3 穴，左右两边共计有 12 穴点。

解剖：肺神经。

（肌肉）即胸大肌中的间外韧带、肋间内肌。

（血管）有肋间动脉与静脉，左右各为肺脏。

（神经）锁骨上神经及肋骨神经。

主治：喉痧（伤寒、重感冒、霍乱均会引起喉痧）、哮喘、干霍乱等病症。

取穴： 详见上述部位应用取穴。

指法： 指按、指压或用硬物点按刺激 7 至 15 分钟。

针刺： 用三棱针点刺出血。

说明及发挥： 十二猴穴因治喉痧（猩红热），并且有 12 穴而得名。

此穴亦为少数之局部取穴治病。其原理是，局部治病，急症为主，刺血较浅，既效速又安全。

金五穴

部位： 在胸骨上端半月状之下陷凹位置处是金肝穴，每下 1 节位置处是 1 穴，其顺序依次为金阴穴、金阳穴、金转穴、金焦穴，共计有 5 穴。

解剖： 心神经，气管神经。

（肌肉）胸大肌与胸小肌，及深层则为肋与内外肌。

（血管）有胸肩峰动脉与静脉，及胸外侧动脉与静脉分支。

（神经）布有胸前神经分支，及内部有肺脏。

主治： 干霍乱、消化不良（胃胀）、胁痛、气管不顺、各种痧症等病症。

取穴： 详见上述部位应用取穴。

指法： 指按、指压或用硬物点按刺激 7 至 15 分钟。

针刺： 用三棱针点刺出血。

说明及发挥： 金肝穴即任脉之天突穴，其下之金阴、金阳、金转、金焦四穴亦即任脉璇玑、华盖、紫宫、玉堂等穴。

胃毛七穴

部位： 自歧骨下缘陷凹位置处起，直下1寸是1穴，共计有3穴；旁开1寸5分位置处各2穴，两边计有4穴。

解剖： 心胃交叉神经。

（肌肉）在腹直肌内缘。

（血管）有腹壁上动脉与静脉。

（神经）分布着第七肋间神经，及右侧当立位时为肝下缘，卧位时为胃幽门部右侧。

主治： 羊毛痧、胃病、各种霍乱、心跳、胃出血等病症。

取穴： 详见上述部位应用取穴。

指法： 指按、指压或用硬物点按刺激7至15分钟。

针刺： 用三棱针点刺出血。

说明及发挥： 胃毛七穴位置应系鸠尾、巨阙、上脘3穴（以上3穴属任脉），及两旁之不容穴、承满穴（属胃经）内侧各5分位置处是1穴，两侧计有4穴，共计有7穴，位于胃部附近，并以治疗胃病为主，故称为胃毛七穴。其原理是，局部治病，急症有速效，慢病亦有效。

治疗羊毛痧则须抽出毛丝。

腑巢二十三穴

部位： 肚脐直上 1 寸 1 穴，共计有 2 穴；肚脐每下 1 寸 1 穴，共计有 5 穴；肚脐旁开 1 寸 1 穴，其上 1 穴，其下 2 穴，共计有 4 穴，两边共计有 8 穴；肚脐旁开 2 寸为 1 穴，其上 1 穴，其下 2 穴，共计有 4 穴，两边共计有 8 穴；总共计有 23 穴。

解剖： 六腑神经。

（血管）在腹壁下动脉与静脉分布。

（神经）第八与第九肋间神经前支的内侧皮支，及内部为小肠。

（肌肉）腹外斜肌及腹横肌。

主治： 肠炎、子宫炎、肾炎、肾痛、脐痛、绞肠痧等病症。

取穴： 详见上述部位应用取穴。

指法： 指按、指压或用硬物点按刺激 7 至 15 分钟。

针刺： 用三棱针点刺出血。

说明及发挥： 腑巢二十三穴虽有 23 穴之多，但并不是每穴皆用。在精穴简针的原则下，一般只针以肚脐为中心，四旁各开 1 寸之穴位为主，随病情之严重而向四方扩张用穴。

第二篇 治疗学

第一章 头面颈项

一、头部

头痛：

1. 针侧三里穴与侧下三里穴，并针肾关穴，留针 45 分钟，轻症两三次，重症四五次，可不再发。

2. 针灵骨穴，立可缓解疼痛。

3. 五岭穴点刺背部，亦可立止头痛。

偏头痛：

1. 针侧三里穴与侧下三里穴，效果甚佳。

2. 针中九里穴（风市穴），效果亦佳。

3. 三重穴及四花外穴，用三棱针点刺出血，亦可立止疼痛。

4. 太阳穴部位疼痛，针门金穴效果甚佳。

后头痛：

1. 冲霄穴放血，立止疼痛。

2. 针正筋穴与正宗穴效果亦佳。

前头痛：

1. 针火菊穴立止疼痛。

2. 四花中穴点刺，效果亦佳。

3. 针五虎四穴。

头晕：

1. 高血压的头晕，先在背部五岭穴点刺放血，再针火硬穴，立降血压并止晕眩。

2. 脑贫血的头晕，针通关、通山、通天3穴。

脑神经不清：

1. 针正会穴与镇静穴，再在三重穴放血。

2. 针下三皇穴效果亦佳。

脑膜炎：

1. 三重穴，用倒马针法。

2. 四花外穴点刺，再针正筋。

脑瘤：

1. 先针州昆、州仑、火光3穴，再在三重穴用倒马针法。

2. 配以上瘤穴，效果更佳。

脑骨肿大：

针正筋穴并配以上瘤穴，效果更佳。

脑积水:

针正筋穴及上瘤穴,有良好的效果。

二、眼疾病

视力模糊、视物不清:

高血压引起的眼花,五岭穴放血,再针下三皇穴。

偷针眼:

1. 针灵骨穴,左右交刺,一两次即愈。

2. 脾俞穴与胃俞穴点刺出血少许,效果亦佳。

目赤、角膜炎:

1. 耳尖放血,效果甚佳。

2. 背后肝俞穴点刺出血少许,效果亦佳。

3. 加针上白穴,效果更佳。

4. 背部五岭穴点刺。

5. 针驷马穴。

目干涩:

1. 针明黄穴有效。

2. 配以复溜穴(光明穴)效果更佳。

两眼睁不开:

1. 针叉三穴与火菊穴,即可睁开。

2. 针光明穴与人皇穴。

沙眼：

眼皮上的红点，用针点刺出血，效果很好。

视线模糊、视四指如五指：

针明黄穴，留针，捻转即愈。加针复溜穴，效更佳。

散光：

针中白穴有效。

眼球歪斜：

针下三皇穴，极有效。

眉棱骨痛：

针火菊穴有特效。

白内障：

1. 针下三皇穴，长期治疗有卓效。

2. 针肾关穴与光明穴。

夜盲：

针夜盲穴有特效。

见风流泪：

1. 针木穴有特效。

2. 针下三皇穴，效果亦佳。

3. 久年老病，可于三重穴先行点刺。

眼跳：

1. 针侧三里穴与侧下三里穴及肾关穴。

2. 针风市穴与复溜穴。

青光眼:

针下三皇穴与光明穴, 有卓效。

三、鼻疾病

鼻部各病, 驷马穴皆有特效。

鼻干:

针驷马穴。

鼻塞:

1. 感冒鼻塞, 针肩中穴, 有卓效。

2. 侧三里穴留针半小时, 亦有效。

3. 针门金穴亦有效。

鼻膜炎、含过敏性鼻炎与慢性鼻炎:

针驷马、通天、通关3穴。

酒渣鼻及鼻头红晕:

1. 正本穴用三棱针或七星针点刺出血, 三四次即愈。

2. 背部脾俞穴与胃俞穴点刺出血, 亦有卓效。

鼻衄、鼻出血:

针肩中穴立止。

四、耳疾病

中耳炎：

外踝四周散刺出血。

耳痛：

三重穴与四花外穴，同时点刺出血。

耳内胀：

曲陵穴与中白穴，留针半小时。

耳鸣：

1. 泻驷马，补肾关穴，可即停止。

2. 曲陵穴用泻法，再补明黄穴，亦可停止。

3. 针驷马及无名穴放血。

4. 针驷马穴与肾关穴。

5. 针中九里穴。

聋哑：

1. 先针三重穴放血，再驷马穴六针同下。

2. 总枢穴点刺出血。

五、口舌齿疾病

下颌骨痛及口不能张：

1. 针火硬穴，配以解溪穴效果更佳。

2. 耳背点刺。

口眼歪斜：

1. 四花外穴点刺，再针侧三里穴与侧下三里穴。

2. 三重穴点刺，再针驷马穴与通肾穴位。

舌强难言及中风失语：

针肩中穴，配以商丘穴更佳。

舌下肿：

针侧三里穴与侧下三里穴有效（可于金津穴及玉液穴点刺出血效果更佳）。

口内生瘤：

四花中穴点刺，针四花上穴。

牙痛：

1. 针灵骨穴，交刺侧三里穴与侧下三里穴。

2. 针四花外穴，亦有效。

六、颜面疾病

颜面神经抽掣：

1. 针侧三里穴与侧下三里穴，及中九里穴（风市穴）有效。

2. 面部神经紧张，针驷马穴。

3. 针腕顺一、二穴。

面麻:

1. 三重穴放血, 针侧三里穴与侧下三里穴。

2. 半面脸麻痹, 针风市穴与侧三里穴。

颧骨疼痛:

1. 三重穴点刺出血。

2. 针侧三里穴与侧下三里穴。

三叉神经痛:

针侧三里穴与侧下三里穴 (外膝眼)。

七、咽喉疾病

鱼骨刺喉:

针足千金穴, 有特效。

喉痛:

1. 耳后青筋放血。

2. 三重穴放血。

3. 足千金穴放血。

八、颈项疾病

颈疬及瘰疬:

1. 针三重穴与六完穴, 取患侧穴位非常有效。

2. 先于三重穴放血, 再针承扶穴与秩边穴, 效果极佳。

大颈疱:

1. 先于三重穴放血, 再针侧三里穴与侧下三里穴。

2. 针足千穴与足五金穴。

甲状腺眼突:

针驷马穴。

颈项皮肤病:

针肩中穴, 有效。

项强、颈痛:

1. 针正筋穴与正宗穴, 立能转侧。

2. 针花骨一穴。

痄腮及腮腺炎或耳下腺炎:

耳背放血。

肩颈痛:

针肾关穴与髀关穴。

落枕:

1. 针重子穴与重仙穴。

2. 针正筋穴与正宗穴。

3. 针木留穴。

第二章　四肢躯干

一、上肢疾病

手指麻：

针肾关穴与复溜穴有特效。

食指痛：

1. 针四花中穴, 有特效。

2. 针五虎一穴, 有特效。

手酸：

针侧三里穴与侧下三里穴。

指（趾）麻：

针通关与通山穴。

指关节痛：

1. 针五虎一穴, 有特效。

2. 针人士穴。

腕关节痛：

针侧三里穴与侧下三里穴, 有特效。

腱鞘炎：

针五虎一穴，有特效。

手臂不能举：

1.针肾关穴，有特效（对侧）。

2.针四花中穴，亦有特效（同侧）。

3.针足千金穴与足五金穴，效果亦佳。

4.针花骨二穴。

手痛不能握物：

1.针对侧侧三里穴与侧下三里穴。

2.针重子穴与重仙穴。

3.针肾关穴。

肩关节扭伤：

针法同手臂不能举。

上臂痛：

1.针对侧侧三里穴与六完穴有效。

2.再在对侧上曲穴，用三棱针放血。

3.左臂痛，在膝眼下针即愈，四花中放血亦有效。

肩凝、五十肩：

1.针法同手臂不能举。

2.针肩中穴，亦有效。

肩痛：

1.针法同肩凝。

2. 针肾关穴与九里穴。

肩峰痛（发肿）：

1. 针通肾、通胃、通背三穴。

2. 针下九里穴、侧下三里穴。

肘关节痛：

1. 针灵骨穴，有特效。

2. 针中九里穴，亦有效。

3. 针四花中穴，有特效。

手抽筋：

针对侧火山穴。

两手拘挛：

泻曲陵穴，针肾关穴。

二、下肢疾病

坐骨神经痛：

1. 针灵骨穴与大白穴，有特效。

2. 针鼻翼穴，亦有特效。

3. 金林穴点刺亦佳。

4. 委中穴青筋点刺有特效。

大腿痛：

1. 针叉三穴有特效。

2. 金林穴点刺亦有特效。

3. 针七里、九里穴。

脚抽筋：

1. 针正筋穴。

2. 针次白穴。

足跟痛：

1. 委中穴青筋点刺特效。

2. 针五虎五穴。

足酸难行：

针次白穴，或委中穴青筋上放血。

腿软无力（兼心跳）：

1. 针肩中穴、通天穴，有特效。

2. 针木枝穴亦佳。

脚麻：

1. 针外驷马穴。

2. 再针对侧肩中穴。

趾麻：

针下三皇穴。

腿冷痛：

1. 双凤穴点刺出血。

2. 再针通天穴、通胃穴。

膝盖冷痛：

1. 针单侧通天穴、通山穴。

2. 针肩中穴。

膝盖痛：

1. 针肩中穴，有特效。

2. 三金穴点刺对年久膝痛尤有特效。

3. 针中间穴，亦有效。

4. 针胆穴。

5. 针心门穴。

踝扭伤：

1. 委中穴点刺出血有特效。

2. 针五虎四穴。

3. 针小节穴尤其有特效。

脚痛不能履地：

针对侧九里穴，下针即愈。

下腿风湿痛：

针对侧九里穴。

脚痛：

背心穴及双凤穴点刺。

小腿胀痛、酸痛：

1. 针次白穴，有特效。

2. 针肩中穴亦佳。

3. 精枝穴放血尤佳。

大趾生瘤：

针天皇穴、通肾穴。

两腿酸：

1. 刺背面穴出血即愈。

2. 针水通穴与水全穴。

3. 针对侧之七里、九里穴。

脚掌（背）痛：

针五虎三、四穴。

脚趾痛：

针五虎三穴。

三、胸腹病

胸腹侧痛、压痛：

针驷马穴，倒马针法。

胸膜炎：

四花中穴点刺，再针驷马穴。

小腹侧痛：

针驷马穴、通天穴、通胃穴。

肋膜炎、肋间神经痛：

针驷马穴。

腹中绞痛、绞肠痧：

腑巢二十三穴，点刺。

胸闷：

1. 火山穴、火陵穴同时下针（禁用双手）。

2. 四花中穴，点刺甚佳。

腹痛：

1. 针门金穴，有特效。

2. 针肝门穴、曲陵穴，针向下刺亦有效。

肚脐周围痛及腰痛：

针腕顺一、二穴。

大肠部胀痛：

1. 针肠门穴。

2. 针门金穴。

腹胀：

1. 针曲陵穴、门金穴。

2. 腹胀痛，单针门金穴。

3. 针灵骨穴、大白穴。

胸部打伤：

1. 针驷马穴。

2. 四花中、外穴，点刺亦佳。

胸腹部任脉线上痛：

针水相穴。

胸连背痛：

1. 针驷马穴，然后承山穴。

2. 针肾关穴。

3. 针上白穴。

四、腰背病

背痛：

1. 单背痛，针重子、重仙2穴，立止痛。

2. 双背痛，针正士、搏球2穴。

3. 针通天、通背2穴，亦有效。

4. 针驷马穴，亦有特效。

背连下腿痛：

针马快水穴，有卓效。

肩背痛：

1. 针重子、重仙2穴，有特效。

2. 针通肾、通胃、通背3穴，亦有特效。

背脊畸形：

明黄、其黄、通天3穴，下针有效。

脊椎长骨刺：

1. 委中穴点刺有卓效，配合针明黄穴更佳。

2. 针九时、腕顺一穴亦有特效。

3. 针四花中、副穴（四花中、副又当削骨针用）。

脊椎压痛：

针同脊椎长骨刺。

脊椎闪痛：

1. 针正筋、搏球穴，有效。

2. 委中穴点刺，有特效。

3. 针七里、九里穴。

腰痛：

1. 针水金穴、水通穴，有效。

2. 针二角明穴，有效（向外扎）。

3. 委中穴放血，亦有效。

4. 针下三皇穴，亦有效。

5. 针马金水穴，颇有效。

6. 针灵骨穴、大白穴，亦极有效。

肾虚腰痛：

1. 针中白穴，配腕顺一穴更佳。

2. 针水金、水通 2 穴，有效。

3. 针肾关穴配复溜穴，亦极有效。

闪腰岔气：

1. 针马金水穴、水通穴有效。

2. 针二角明穴。

3. 委中穴，用三棱针点刺放血，效果尤速。

脊椎正中线痛：

委中穴点刺出血，再针双昆仑穴。

尾椎痛：

针大都穴（海豹穴）。

第三章　脏腑疾病

一、心脏病

真心痛、心肌炎、心绞痛：

火包穴，三棱针点刺放出黑血，有特效。

心下胀：

1. 针心门穴。

2. 针通关、通山 2 穴，亦有效。

心跳过速：

1. 针心门穴，有特效。

2. 针通关、通天 2 穴, 亦有效。

3. 四花中、外穴, 点刺放血亦有效。

心肌麻痹:

1. 曲陵穴放血极有效。

2. 四花中、外穴, 放血亦佳。

心口痛、心侧痛、风湿性心脏病:

1. 针通关、通天、通山 3 穴。

2. 四花中、副穴, 点刺出血亦佳。

心两侧痛、血管硬化:

四花中、副穴, 点刺放出紫黑色血。

心肌炎:

针心门穴。

二、肝胆病

肝硬化:

1. 肝俞穴点刺出血, 再针上三黄穴。

2. 上曲穴用三棱针点刺放血, 再针肝门穴、明黄穴。

肝炎:

针肝门穴、明黄穴, 不论急性、慢性, 均有特效, 加针肠门穴更佳。

胆囊炎：

针天黄、明黄穴、其黄 3 穴，左右足同针。

胆石痛：

针木枝穴，有特效。

三、肺病

肺部胀闷及肺气肿：

四花中、外穴，三棱针点刺，出血立舒。

肺炎：

针重子、重仙、大白 3 穴。

支气管炎、咳嗽：

针水金、水通 2 穴有特效。

肺结核：

四花中、外穴点刺，再针驷马极有效。

气喘：

1. 针水金、水通 2 穴，有特效。

2. 针大白、重子、重仙 3 穴，亦有效。

3. 针土水穴有特效。

四、脾胃病

脾肿大：

1. 针木斗穴、木留穴。

2. 针三重穴。

胃病：

四花中、外穴点刺出血，再针通关穴、通山穴，有特效。

胃穿孔、胃溃疡：

针同胃病。

呕吐：

1. 总枢穴，点刺有特效。

2. 四花中穴，点刺亦有效。

3. 针水金穴、水通穴，亦有效。

胃酸过多：

1. 针天皇穴、肾关穴。

2. 针通天穴、通胃穴。

急性胃痛：

1. 四花中穴，点刺有特效。

2. 针土水穴。

反胃：

1. 针天皇穴、肾关穴。

2. 总枢穴，点刺出血。

胃炎：

针门金穴。

食欲不振：

针灵骨穴。

十二指肠溃疡：

1. 四花中、外穴，点刺有特效。

2. 解溪穴附近点刺亦有效。

五、肾、膀胱病

肾炎：

1. 针通肾、通胃、通背3穴，有甚效。

2. 水俞穴，三棱针刺出黄水。

肾结石：

针马金水穴。

水肿：

1. 针通天穴，治腿肿。

2. 针通肾、通胃、通背3穴，治脸肿、全身肿。

膀胱结石：

针马快水穴。

六、大小肠病

急性肠炎：

1. 四花中、外穴，点刺有特效。

2. 针门金穴，亦有特效。

肠炎：

1. 针门金穴，有特效。

2. 针肠门穴、足千金穴。

小腹胀：

针腕顺一、二穴。

肠出血：

四花中、外穴，点刺出血，再针姐妹穴。

痔（痔疮）：

1. 委中穴点刺出血有特效。

2. 针其门、其正、其角 3 穴，亦有效。

小肠疝气：

1. 内踝至三阴交一带点刺出血。

2. 大间、小间、外间、中间、浮间 5 穴任选 3 至 4 穴用针。

盲肠炎：

四花中、外穴，点刺出血有奇效。

第四章 其他疾病

一、前后阴病

睾丸炎:

内踝至三阴交一带点刺出血。

尿意频数:

1. 针海豹间、木妇穴,有特效。

2. 针马快水穴亦可。

3. 针肾关穴尤具特效。

淋浊:

1. 针通肾、通胃、通背3穴。

2. 针马快水穴。

遗精:

针下三皇穴。

小便出血:

针下三皇穴。

尿道痛:

1. 针李白、云白、浮间3穴。

2. 针马快水穴。

3. 针灵骨间、火主穴。

小便癃闭：

1. 针肩中、云白、下曲3穴。

2. 针下三皇穴。

龟头炎：

针下三皇穴，加中极穴更佳。

阳痿早泄：

针下三皇穴，配水金穴、水通穴更佳。

二、妇科病

子宫痛：

1. 针妇科穴有特效。

2. 还巢穴可做配穴。

输卵管闭塞：

1. 针妇科穴有特效。

2. 还巢穴、木妇穴可做配穴。

子宫瘤：

1. 针还巢穴、姐妹三穴。

2. 重子穴至重仙穴直线上点刺，再针还巢穴。

3. 针妇科穴，亦有特效。

赤白带:

1. 针还巢穴。

2. 针妇科穴。

3. 针姐妹三穴、木妇穴。

4. 针通肾、通背、通胃 3 穴亦有效。

阴肿:

1. 针还巢穴。

2. 针妇科穴。

阴道炎:

1. 针云白穴、海豹穴。

2. 针妇科穴。

子宫炎、经痛:

1. 针木妇穴。

2. 针妇科穴。

3. 针门金穴,有特效。

子宫病:

1. 针水曲穴。

2. 针妇科穴。

难产:

针火包穴。

久年不孕:

1. 针妇科穴,有特效。

2. 针还巢穴, 亦有效。

3. 妇科穴、还巢穴, 左右交刺尤有效。

三、中风症

半身不遂及偏枯：

1. 针灵骨、大白穴, 有特效。

2. 针九里穴倒马, 亦有特效。

3. 针对侧重子穴、重仙穴, 效果亦佳。

4. 针肾关穴。

5. 针正会穴、后会穴。

中风及昏迷不语：

针正会、前会、后会、灵骨 4 穴。

中风舌强不语：

针商丘穴、正会穴。

四肢发抖、帕金森病：

1. 针肾关、复溜、明黄 3 穴。

2. 针明黄、其黄、肾关 3 穴。

3. 针正会、前会、木枝 3 穴。

中风手拘挛：

针对侧重子穴、重仙穴, 有效。

四、难症

高血压：

1. 针五岭穴（第四胸椎至第七胸椎两旁 1 寸 5 分，膀胱线上的厥阴俞至膈俞），火云至土泄，点刺放血。

2. 针委中穴青筋点刺出血。

3. 针四花中、外穴，点刺出血。

4. 针中白穴，亦有效。

黄疸：

针上三黄穴。

糖尿病：

针涌泉穴、下三皇穴（针向内斜刺）。口渴加针通肾穴。

四肢浮肿：

针下三皇穴、通天穴。

风疹：

1. 天皇穴至人皇穴线上及门金穴点刺放血，再针驷马穴、九里穴。

2. 耳背点刺出血有特效，再针驷马穴、九里穴。

失眠：

针下三皇穴配以镇静穴，效果极佳。

发高热：

1. 针大白穴退热，效果极佳。

2. 背部五岭穴, 点刺亦佳。

酒醉:

刺耳环穴出血, 配以针素髎穴更佳。

癫痫:

背部第三椎旁开 1 寸 5 分之金吉穴、金陵穴（即肺俞、厥阴俞）, 点刺出血, 一个疗程即愈。

昏迷:

神志昏迷, 针火硬、正会、前会 3 穴, 并于五岭穴点刺。

解晕针:

针手解穴, 透下白穴, 一针即醒。

解经血错乱:

针解穴。

感冒:

1. 五岭穴点刺出血, 热度即退。

2. 鼻塞取侧三里穴, 一针即通。

失音:

针失音穴。

霍乱抽筋:

针四花中、外穴点刺出血, 针搏球穴。

脂肪瘤:

1. 针明黄穴, 有特效。

2. 针外三关穴, 亦有效。

静脉瘤:

瘤的上下静脉放血。

血管硬化:

1. 委中穴点刺有效。

2. 四花中、外穴, 点刺亦有特效。

3. 五岭穴(第四至第七椎旁开1寸5分及3寸)点刺亦有

特效。

白细胞过少:

针其黄穴、肝门穴。

红细胞过少、再生障碍性贫血:

1. 针肝门穴。

2. 针三黄穴, 亦有效。

白细胞过多:

针三黄穴, 有特效。

睡中咬牙:

针四花下穴, 有特效。

精神疲劳:

1. 针叉三穴可消除疲劳。

2. 针鼻翼穴, 可预防疲劳。

皮肤敏感:

针驷马穴, 有特效。

牛皮癣:

1. 针驷马穴, 有特效。

2. 耳背刺血, 亦有特效。

青春痘:

1. 针驷马穴, 有特效。

2. 耳背刺血, 亦有特效。

3. 背部刺血, 亦有特效。